내 심장 사용법

불안을 낮추고 멘탈을 강화하는

내 심장 사용법

조경임 지음

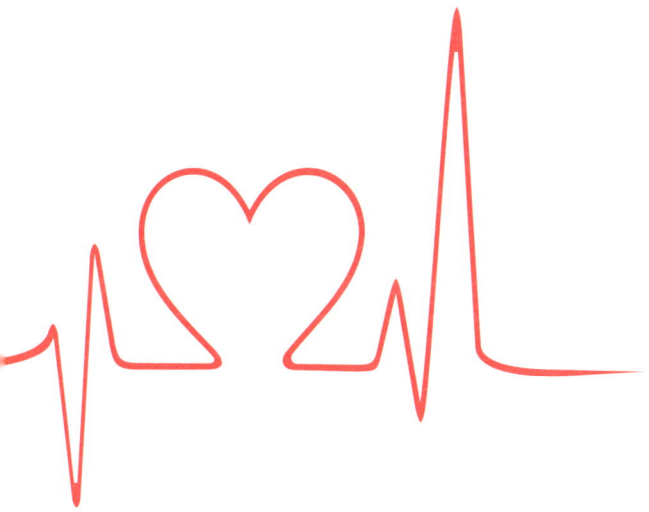

21세기북스

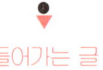
들어가는 글

심장전문의가 찾은 마음을 다스리는 기술

"이유 없이 가슴이 두근두근 답답하고 불안해요."
"갑자기 심장이 아프고 숨이 쉬어지지 않아요."

최근 심장내과 진료실을 찾는 젊은 환자가 늘고 있다. 하나같이 가슴이 아프거나, 심장이 심하게 두근거리고 숨쉬기조차 힘들다고 호소한다. 이뿐만 아니다. 가사와 노동을 병행하는 워킹맘들, 앞만 보며 치열하게 일하다 문득 불확실한 미래에 좌절하는 30~40대 젊은 직장인들의 심장병 발병률이 가파르게 증가하고 있다. 전통적으로 중년 여성들이 분노를 누르고 제대로 해소하지 못해 생기는 가슴 통증, 즉 화병이 나이와 성별에 관계없이 조기에 나타나는 것이다.

하루 24시간 평균 10만 번을 쉬지 않고 수축과 이완을 반복하며 열심히 뛰는 심장을 이토록 병들게 하는 것은 바로 스트레스와 나쁜 생활 습관이다. 그런데 아무리 스트레스가 '만병의 근원'이라지만, 사람이라면 누구나 가지고 있는 스트레스가 심장병을 일으키는 직접적인 원인이라고 하면 과장이라고 생각하는 사람이 많다.

실제로 스트레스를 받아 화를 내면 가장 먼저 심장 혈관이 수축하며 쪼그라든다. 스트레스가 만성이 되면 혈관에 염증이 생긴다. 동맥의 내피를 손상시켜 심장병으로 이어질 수 있다. 또한 많이 먹고 움직이지 않는 생활 습관은 비만을 부르고, 점점 더 심장에 많은 일을 떠안긴다. 결국 스트레스와 나쁜 생활 습관이 심장병의 직접적인 원인이 되는 것이다.

삶의 중심을 뇌에서 심장으로 바꿔라

급증하는 심장병, 특히 스트레스에 의한 심장병은 심장을 희생시킨 채 오직 뇌를 중심으로 살아온 삶의 결과다. 뇌 중심의 삶을 사는 사람은 '사고의 기능', 즉 비교와 분석을 사용해 세상을 보고 해석한다. 반면 심장 중심의 삶을 사는 사람은 감정을 존중하고 관계 속에서 성장한다. 뇌는 원하는 것을 만들어내는 능력이 있지만, 그럴 만한 가치 있는 일이 무엇인지 알려주고 연결하는 힘은 심장에 있다. 따라서 감정 조절이 되지 않아 심장이 병든 사람이 회복하기 위해서는 뇌와 심장이 함께 일하도록 하는 것이 무엇보다 중요하다. 하지만 많은 사람이 심장 중심 삶의 중요성을 모른 채 뇌 중심의 삶을 살아가고 있다.

    이제 삶을 변화시키기 위해서는 뇌 중심의 삶에서 빠져나와 내 심장이 전하는 사인(sign), 마음의 심전도에 주목해야 한다. 진정으로 치유받기 원한다면 단순히 몸의 증상만 다스릴 게 아니라 마음을 다스리는 치료가 필요하다. 그러기 위해서는 먼저 나 자신을 이해하고, 엄마 뱃속에서부터 죽는 순간까지 1분 1초도 쉬지 못하는 심장을 편하게 하는 법을 알아야 한다.

심장은 기분이 좋으면 두근두근 설레고 화가 나면 뜨거워진다. 그리고 아프면 쪼여든다. 어느 유행가 가사처럼 갑자기 총 맞은 것처럼 가슴이 아프다면 어떻게 해야 할까?

먼저 자신이 느끼는 불안감인 스트레스를 객관적으로 바라보는 법을 배우고, 스스로 이런 상황에 대처할 수 있는 힘을 키워야 한다. 더불어 나와 타인에 대해 공감하는 담대한 심장을 가지도록 노력해야 한다.

심장을 건강하게 관리하는 것은 곧 내 생활을 건강하게 관리하는 일이고, 동시에 내 마음을 보호하는 일이다. 나는 이 책에서 올바른 식습관, 운동, 스트레스 관리, 인간관계 회복 등의 처방으로 '심장을 다듬고 손질해 내 삶의 균형을 잡는 법'을 알려줄 것이다. 이것이 바로 심장이 중심이 되는 삶의 시작이다.

딱딱한 심장을 부드럽게 만드는 치유의 과학

누군가의 삶을 바꿀 수 있는 힘은 '깨달음과 감동'이다. 서로가 살아온 삶의 일부분을 함께 공감하며 살아가는 이유를 공유한다는 것은 일상적이지 않은 용기를 내는 새로운 도전이다. 또 그만큼 서로에게 소중한 시간이다.

이 책은 심장내과 전문의로 살아오며 만난 수많은 환자들의 이야기에 귀 기울이고 함께 울고 웃으며 터득한 '심장 사용법'을 정리한 것이다. 시퍼렇게 멍들어 딱딱해져버린 심장을 부드럽게 만들고 스트레스에 대처하는 힘을 키울 수 있는 해법들이다.

아픈 심장 뒤에는 늘 그보다 아픈 상처가 있었다. 누군가 용기 내어 마음속 깊은 상처를 드러내는 순간 나는 그에게 무엇을 해줄 수 있을지 기쁜 마음으로 고민한다. 한 알의 약이 약간의 통증을 덜고 병의 진행을 늦출 수 있다면, 공감의 힘은 누군가의 삶 자체를 바꾸는 힘을 가졌다. 누군가 자신의 아픔에 관심을 가지고 온전히 그의 시간과 노력을 쏟아붓는 것만으로, 사람은 상처를 다독이고 위로받을 수 있다.

지금 사랑하는 이들의 심장 박동에 귀 기울여보자. 더는 고장 난 내 심장의 외마디 비명을 외면하지 말자. 삶의 중심이 뇌에서 심장으로 옮겨올 때, 내 심장이 즐겁게 뛸 때 비로소 내 인생도 행복으로 물들 수 있다.

두근두근 설레는 봄날이다. 고단했던 내 심장과 진지한 대화를 나눠볼 시간이다.

2019년 봄, 조경임

차 례

들어가는 말	심장 전문의가 찾은 마음을 다스리는 기술	004

1. 스트레스로 병든 마음을 달래는 치유의 과학

chapter 1. 나는 당신의 아픈 심장입니다

심장의 소리에 귀를 기울여라	017
마음으로 심장을 청진하는 법	024
심장의 반란, 조기화병 증후군	031
심장병은 남성 질환? 여성이 더 위험하다!	037
그와 그녀의 심장은 다르게 뛴다	041
그녀의 심장이 스트레스에 더 민감한 이유	045
혈액형으로 심장병을 예측한다	053

chapter 2. 뇌가 아닌 심장으로 살아야 하는 이유

나쁜 생각만으로도 심장은 상처받는다 — 057
스트레스가 병이 되는 순간 — 063
심장 중심 성격 vs. 뇌 중심 성격 — 070
뇌와 심장의 공동 작업, 마음 — 075
마음을 다스려야 심장이 편하다 — 080
삶의 중심을 뇌에서 심장으로 — 086
심장을 놀라게 하지 말고 놀게 하라: 엑서하트 — 094

chapter 3. 심장이 행복한 습관

고장 난 심장 튼튼하게 만들기 10계명 — 100
불안한 당신을 위한 하트 레시피 — 106
화가 치밀어 오를 때 쓰는 다섯 가지 처방전 — 110
내 심장을 위한 명상법 — 115
행복한 습관으로 건강한 심장 만들기 — 119
운동이 치료다! 운동이 약이다! — 123
내 심장과 함께 달리기 — 129
우울한 나를 일으켜 세우는 운동 — 133

2. 한시도 쉬지 못하는 고단한 심장을 위로하는 마음챙김의 기술

chapter 4. 본능 중심: 몸이 먼저 반응하는 사람들

나를 이해하는 도구, 에니어그램	139
9번, 마음의 병이 그대로 드러나는 사람	145
슬픔에 짓눌리지 않을 용기	153
1번, 깐깐한 원칙주의자의 최선	161
나를 가두는 고정관념에서 벗어나기	167
8번, 심장이 뛰는 곳으로 돌진하는 당신	173
몰입과 집중으로 성장하는 법	181

chapter 5. 감정 중심: 당신과 나의 세상에서 살아가는 사람들

2번, 인정받음으로써 존재한다	187
적절한 거리를 유지하라	194
3번, 성공하고 싶은 야망을 품은 당신	201
진짜 성취는 우리가 함께 이룬 것	205
4번, 쉽게 상처받는 그대에게	209
혼자가 편하지만 혼자이고 싶지 않다	214

chapter 6. 사고 중심:
　　　　　깨달음과 지혜를 찾아서

5번, 생각하지 않으면 움직이지 않는다 ——— 219
내가 보는 세상이 전부가 아니다 ——— 223
6번, 똑같은 매일을 살아가는 사람 ——— 227
7번, 고통을 피하고 싶다면 ——— 233
마음의 에너지를 보존하는 선택과 집중 ——— 240

마치는 글 ——— 245

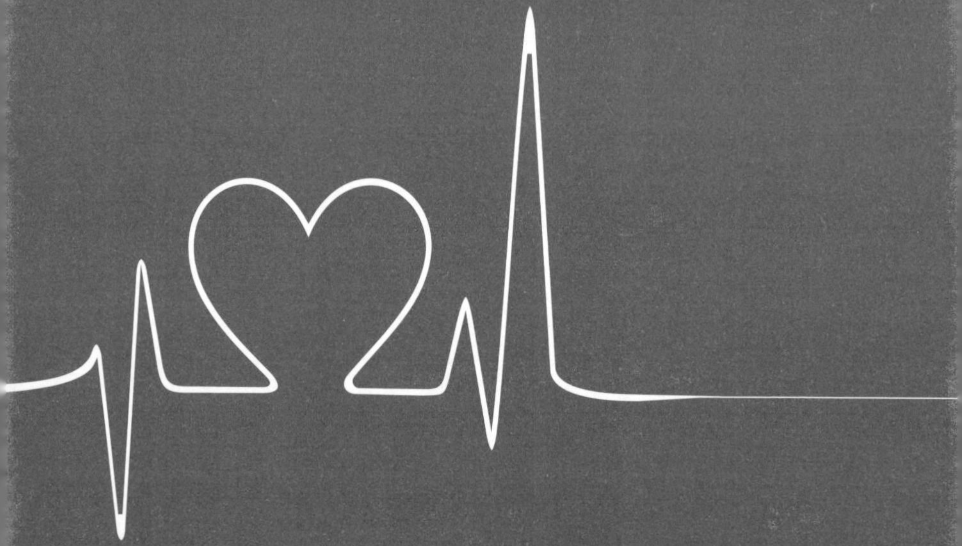

1.

스트레스로 병든 마음을 달래는 치유의 과학

―― chapter 1 ――
나는 당신의 아픈 심장입니다

심장의 소리에 귀를 기울여라

　　남편의 외도를 의심한 40세 여성 환자가 병원에 온 적이 있다. 극심한 배신감에 시달리다 홧김에 죽고 싶다는 생각을 했고, 갑자기 숨이 차서 응급실에 찾아왔다. 환자는 스트레스 심근병증으로 인해 심장이 제대로 뛰지 않는 상태였다. 응급 처치 후 다행히 남편과 오해를 풀었고 일주일간의 집중 치료 후 정상적인 심장 기능을 회복해 퇴원했다.

　　혹시 심장이 쪼이듯 아프거나, 답답하거나, 시리거나, 한 대 맞은 듯 얼얼해본 적이 있는가? 아니면 갑자기 심장이 두근거리거나 혈압이 들쑥날쑥한가? 그렇다면 당신은 지금 위험에 처해 있다.

심장은 지금도 묵묵히 당신의 몸에서 10만 번 이상 뛰면서 당신의 생명을 유지하고, 모든 감정을 견디며 소통하면서 당신을 생각하고 움직이게 하는 컨트롤 타워다. 비록 당신은 모르고 있겠지만 늘 그래왔다.

그런데 당신이 매일 참고 견디는 스트레스, 그러려니 하고 받아들이는 수면 부족, 물처럼 마셔대는 커피, 습관적인 담배와 술, 시간이 없다는 핑계로 하지 않는 운동, 햄버거나 피자 같은 인스턴트 음식, 지나치게 많은 생각과 고민, 감당할 수 없는 일에 대한 집착, 멈추지 못하는 승부욕, 그리고 몸과 마음을 과도하게 혹사하는 생활 등 나쁜 습관이 당신의 심장을 야금야금 갉아먹고 있다.

열심히 최선을 다하고는 있지만 성격이 불같아서 극심한 좌절감에 죽고 싶다는 생각, 터져 나오는 슬픔, 누군가 나를 죽일 것 같은 공포가 실제로 심장을 멈추게 할 수 있다.

폐경기 이후 중년 여성이 극심한 스트레스를 겪으면 심장 끝부분이 부풀어 올라 문어 잡는 항아리 모양이 되면서, 급성 심근경색이나 심장 기능이 저하되는 스트레스성 심근병증이 잘 일어난다. 스트레스 호르몬이 관상동맥을 수축시키면 일시적으로 피가 흐르지 않고 이로 인해 심장근육이 망가지는 것이다.

그런데 젊은 환자들의 경우에는 가슴 통증과 심장의 두근거림에 대한 원인을 찾지 못한 채 외래로 오는 경우가 많다. 피부에 뭐가 나거나 충치가 생기면 어디가 아픈지 아니까 바로 병원을 찾는다. 그런데 심장과 관련된 질환은 눈에 보이지 않다 보니 당장 통증이 그치면 잊고 사는 경우가 많다. 삶의 주도권을 찾고자 아등바등하면서 정작 자신의 심장이 주는 경고를 무시하고 지내는 것이다.

많은 사람이 지금 이 순간 내가 받는 스트레스가 고스란히 심장을 멍들게 하는 것도 모른 채 살고 있다. 주먹만 한 크기의 심장은 우리 몸 구석구석에 산소와 영양분을 공급할 뿐 아니라 내가 살고 사랑하고 삶을 대하는 태도를 고스란히 반영한다. 따라서 심장에 귀를 기울이고 원하는 대로 해주면 나의 깊은 내면을 잘 파악할 수 있다. 그리고 그것이 바로 내 삶의 주도권을 쥐는 법이다. 반면 내 생명을 유지하는 근원인 심장을 돌보는 방법을 잊고 산다면 내 달리는 삶에서 안전벨트를 매지 않은 것과 마찬가지다. 이제 우리는 심장이 보내는 사인(sign)에 좀 더 집중해야 한다.

선택은 당신의 몫이다. 지금의 생활방식을 바꾸어 심장에 양분, 즉 다이어트, 운동, 즐거움, 웃음, 휴식, 사랑 등을 준다면 균형 잡힌 원래의 몸 상태로 되돌릴 수 있다. 고장 난 심장에 기름칠을 잘하면 당신의 심장도 다시 온전히 뛸 수 있다.

심장이 빨리 뛰면 빨리 죽는다?

　심장은 끊임없이 수축해 동맥을 통해 혈액을 온몸 구석구석에 보내고, 다시 이완해 정맥의 피를 받아들인다. 이러한 펌프운동이 심장박동이다. 약 250~350g의 주먹만 한 크기의 심장은 심근이라는 근육으로 돼 있고 내부는 우심방과 우심실, 좌심방과 좌심실 4개의 방이 있다.
　심장이 끊임없이 심장박동을 지속하는 동력원은 우심방에 있는 동방결절이라는 곳에서 생기는 전기신호다. 이 동력원을 이용해 1분에 약 5L의 혈액을 온몸에 보낸다. 건강한 사람의 평상시 심장 박동수는 분당 60~100회 정도이고 신생아는 120~140회 정도 뛴다. 마라톤을 꾸준히 한 사람의 심박수는 50회 정도고 선수급은 40~45회 수준이다.
　그렇다면 당신의 심장 박동수는 어떨까? 아침에 일어난 직후 또는 아직 침대에 누워 있을 때 손바닥이 보이도록 손을 뒤집고, 손목에서 손으로 연결되는 부위에서 약 1~2cm 떨어진 부위의 좌·우측을 조심스럽게 반대편 검지와 중지로 눌러 팔딱팔딱 뛰는 맥박을 찾은 후, 15초 동안 센 다음 여기에 4를 곱하면 된다.
　재미있는 것은 안정시의 박동수가 건강 상태와 직접 연관된다는 사실이다. 우리의 심장은 적응력이 매우 높아서 운동을 많이 할수록 좌심실이 풍선처럼 이완되어 혈액을 채우고, 이를 몸 곳곳에 보내주는 역할을 더 잘하려고 한다. 이때 심박동수가 느려야 여유롭게 혈액을 채울 수 있다.

그런데 심장이 딱딱해져 있거나 고장 나 있다면? 심장은 바빠지기 시작한다. 건강한 심장과 똑같은 양의 혈액을 전달하면서도 충분히 채워지지 않으니 뛰는 수를 늘려야 수요와 공급을 맞출 수 있는 것이다. 따라서 심장이 뛰는 속도는 수명과 밀접한 관련이 있다. 일반적으로 심장박동이 빠른 동물은 수명이 짧고 느린 동물은 수명이 길다.

1997년 미국심장학회지에 발표된 논문 「안정시의 심박수와 기대 여명(Rest Heart Rate and Life Expectancy)」에 따르면 분당 심장 박동수가 약 6회인 갈라파고스 바다거북은 평균 수명이 170년을 넘는다. 분당 심박수가 약 600회인 생쥐의 기대 수명은 5년이다. 분당 150~170회 뛰는 개와 고양이는 15년 정도다.

사람의 분당 심박수는 60~100회인데 우리나라의 평균 수명은 약 80세다. 그렇다면 사람의 기대 수명도 다른 동물처럼 심박수의 영향을 받을까? 현재까지 심박수와 사람의 기대 수명에 대한 직접적인 연구 결과는 나오지 않았다. 그래도 가능성이 있는 간접적인 연구는 발표되었다. 1996년 미국심장학회지에 발표된 논문에 따르면 심박수가 분당 5회 상승하면 관상동맥질환 발생 가능성이 1.14% 증가했다. 그리고 평상시(안정시) 심박수가 분당 10회 감소했을 때 허혈성 심장질환자의 심장혈관질환에 따른 사망 위험이 30% 줄었다. 그렇다면 항상 긴장 상태에서 스트레스를 받아 심박수가 빨라진 당신의 수명은 어떨까?

고장 난 심장이라도 운동을 해서 다시 훈련을 시키면, 우리의 영리한 심장은 다시 안정시 심박동수로 돌아갈 수 있다. 정해진 박동수를 가능한 한 오래 잘 유지하는 것이 건강관리의 핵심이 될 수 있다.

당신의 심장은 당신의 마음을 알고 있다

심장 박동 변이(heart rate variability)는 스트레스를 받는 정도를 말해준다. 이는 심장 박동 주기 사이의 미세한 변화로, 심장을 관리하는 자율신경계의 기능을 보여준다. 자율신경계는 스트레스와 위험을 인지해 도망가거나 싸울 때 촉진되는 교감신경계와 편안히 쉬거나 소화를 시킬 때 작동하는 부교감신경계로 이루어져 있다.

체내외적 변화에 따른 적응력이 뛰어날수록 그리고 자율신경계 활성도가 뛰어날수록 심장 박동 변이는 크게 나타나고, 이는 건강한 상태를 뜻한다. 반면에 심장병이 있거나 스트레스 상태에서는 교감신경계가 과도하게 작용해 심장 박동 변이가 현저히 감소한다. 이는 끊임없이 변화하는 환경에 대한 체내 적응 능력의 감소를 의미한다.

심장 박동 변이를 간단하게 측정하는 방법이 있다. 두 번째와 세 번째 손가락으로 손목 맥박을 짚고, 넷까지 세면서 숨을 천천히 들이 마시며, 다시 여섯까지 세면서 천천히 완전히 내뱉어보는 것이다. 이때 호흡에 의해 맥박이 느려지는 것이 느껴진다면 자율신경계 기능이 잘 작동한다는 의미다.

여기서 우리는 자신의 신체에 심장이 주도권을 가지고 있다는 것을 확인할 수 있다. 천천히 호흡하는 것만으로 심장 박동이 감소하고 마음의 안정이 오는 것을 느낄 수 있다. 머리가 신체의 주도권을 잡고 있는 불안한 상태, 특히 공황장애에서는 과호흡으로 인해 심장이 빨리 뛰고 이로 인해 불안감이 더 악화된다.

지금 불안하다면 불안을 억제하려고 더 고민하지 말자. 천천히 심호흡을 하면서 심장을 안정시켜 몸의 긴장을 푸는 쪽이 더 효과적이다. 이를 조금씩 습관화한다면 심장은 더 건강해질 수 있다.

마음으로 심장을 청진하는 법

"외로워도 슬퍼도 나는 안 울어. 참고 참고 또 참지 울긴 왜 울어."

심장이 쪼이듯 아프면서 가슴이 갑갑한 이들의 심정을 대변하는 대표적인 노래다. 오늘도 나는 화가 나도 표현하지 않고 꾹꾹 품으며 가슴앓이를 하는 그들의 마음에 귀를 기울인다. 여기서 필요한 것은 내 심장으로 다가가 그들의 심장을 들어주는 것이다. 청진기 대신.

청진기는 의사의 상징이다. 1816년 프랑스 의사 라에네크가 심장이 좋지 않다며 찾아온 젊은 여인의 풍만한 가슴에 귀를 대고 직접 청진을 하기 힘들어 발명한 도구다. 그는 환자와의 거리를 두기 위해 종이를 말아서 한쪽 끝을 환자의 가슴에 댔고 다른 한쪽을 귀에 댔다. 그랬더니 환자의 몸에 귀를 대고 들었던 소리보다 훨씬 뚜렷한 소리가 들렸다. 이것이 청진기의 시초였으며 간접 청진의 시작이었다.

청진기의 발명으로 진료는 편리해졌지만, 시간이 지날수록 의사와 환자 사이의 거리는 점점 멀어지고 있다. 그런데 요즘 나는 그저 환자들의 고통을 진심으로 경청해주는 것만으로도 충분히 가슴 아픈 증상이 좋아진다는 것을 알게 되었다. 다음은 진료실을 찾아온 몇 명의 환자들이다.

첫 번째 이야기.
항상 머리가 무겁고, 명치끝이 답답하면서 불기둥이 올라오는 듯한 느낌을 받고, 가슴이 두근거리다가 결국 공황장애가 온 51세 여성.
"결혼을 일찍 해서, 여장부 같은 시어머니가 하는 말들에 상처 받았어요. 효자 남편과는 소통을 못 하고 지내다 보니 가슴에 묻어둔 감정에 불이 붙은 것 같아요. 다 말해놓고 나니 별것 아닌데, 내가 문제인가 봐요."

두 번째 이야기.

가슴이 쪼여들고 아파서 관상동맥 조영술(관상동맥의 해부학적 모양과 협착 여부를 동영상으로 촬영하는 진단기법)을 받았고, 동맥에 막힌 부분이 없는 미세혈관성 협심증으로 진단받은 38세 환자.

"증상이 정말 좋아졌어요. 가슴이 안 아프니까 불안한 감정도 없어졌어요. 혹시 제 약에 안정제가 들어가나요?"

"아니요, 심장을 좀 느리게 뛰게 하고 혈관을 확장시키는 약만 들어가요. 심장이 편안해지니 감정도 편해졌나 봅니다."

세 번째 이야기.

주로 새벽에 가슴이 아프고 어깨가 묵직하다는 증상을 호소한 36세 환자.

관상동맥 조영술에서 변이형 협심증으로 진단받았다. 그런데 요즘에는 저절로 상태가 좋아졌다고 한다. 처방된 약은 동일해서 달라진 상황이 있는지 물었더니, 본인을 괴롭히던 상사가 퇴임했다고 한다.

몇 개의 짧은 사례만 봐도 심장은 감정의 소통을 원한다는 것을 알 수 있다. 속상한 일을 당했을 때 불쾌한 감정을 원활히 표출하면서 누군가와 소통하면 내 감정들이 객관화된다. 그러면 가슴 안에서 감정이 재방송을 하지 않게 된다. 이때 적절한 해소 방법을 통해 불쾌함을 달래면 감정의 찌꺼기가 남지 않는다.

반대로 불쾌한 감정을 속에만 쌓아두고 혼자 곱씹고 되뇌면, 심장은 같은 상황에 계속 노출된다. 여러 감정이 혼돈된 상태로 몸 안에 쌓이고 고이다 보면 언제든 불이 붙을 수 있는 감정의 불씨가 생겨나게 된다. 마치 심방 내 불규칙한 전기 자극으로 심방세동이 생겨 피가 고이고 엉겨서 혈전이 생기는 것과 비슷하다고 볼 수 있다.

결국 심장이 편안해지면 가슴속 감정도 덜 요동친다. 힘들면 힘들다고 말을 해야 심장의 짐을 덜 수 있다. 그리고 이 모든 사연을 들어주는 것만으로 그들은 의사인 나를 '사이다' 같은 존재로 여겼고 통증은 서서히 안정되어갔다.

심장이 아픈 것은 감정이 막혀 있는 것이 원인인 경우가 많다. 따라서 병 자체에 대한 지식과 객관적 자료만으로 진단하기보다 병의 원인, 심리 상태, 가정과 직장 문제까지 고려해야 한다. 그리고 의사인 우리들은 가슴으로 다가가 그들을 청진해야 한다. 시간에 쫓기듯 환자를 봐야 하는 우리나라 의사들에게는 참 힘든 현실이기도 하다.

마음의 안전거리를 유지하는 법

생각해보면 화병은 일종의 분노 조절 장애다. 여자들은 보통 화를 너무 참아서 병을 얻고, 남자들은 화를 적절히 표현하는 방법을 몰라서 폭력적으로 변한다. 물론 남자들도 화를 꾹꾹 참아 심장을 힘들게 하기도 한다. 어쨌든 자신과 남을 가장 고통스럽게 하는 것이 '화'이지만, 이는 남의 탓도 아니고 내 탓도 아니다. 화는 그저 다스리고 적절하게 풀어야 할 대상이다.

그러려면 마음의 안전거리를 유지하는 법부터 배워야 한다. 스트레스를 받는 자신의 감정을 무시하거나 회피하고 속으로 꾹꾹 참아버리면, 분노가 엉뚱한 곳에서 엉뚱한 모습으로 나타난다. 가장 불행한 시나리오는 화를 가슴에 품고 있다가 사랑하는 가족들에게 분노로 터뜨리는 것이다. 결국 사랑하는 가족들이 마음의 상처를 받고 이들 또한 고통스러운 시간을 보내는 악순환이 생긴다. 가족이야말로 앞만 보고 달리던 내가 넘어졌을 때 손 내밀어 일으켜줄 나의 유일한 베이스캠프인데 말이다. 많은 사람이 사회에서의 역할을 완벽히 해내려고, 또는 꿈을 이루기 위한 열정으로 쉬지 않고 뛰어가다가 주변을 보지 못하고 감정을 추스르지 못하게 된다. 삶의 중턱을 넘어 내리막길을 내려오면서부터 가족이 보이고 사랑하는 사람들이 보인다는 사실이 참 안타깝기만 하다.

10년째 심방세동으로 치료 중인 53세 은행 지점장. 기업 대출 일을 맡고 있어 월말이면 엄청난 스트레스를 호소했다. 요즘 들어 더 잠이 안 오고 가슴도 두근거린다고 한다. 그의 스트레스가 궁금해졌다. 나는 환자에게 물었다.

"화를 주로 참으세요? 아니면 표출하세요?"

"주로 속으로 많이 참는 편이죠."

"요즘 부쩍 생각이 많으신가 봅니다."

"그러게요. 퇴직이 2년 남았다고 생각하니 막막합니다. 창업을 했다가 망한 이야기도 많이 듣고, 앞으로 뭘 해야 할지 고민도 되고, 정작 필요할 때 가족들과 시간을 많이 못 보낸 것이 아쉽기도 하고요."

"적절하게 화를 푸셔야 해요. 아니면 누군가에게 그 감정이 가고, 결국 나에게 다시 돌아온답니다."

"맞아요. 예전에 아들이 정신적으로 힘들어 할 때 상담을 받았는데, 아들보다 부모인 우리가 훨씬 오래 치료받아야 했어요."

그러고 보면 100세 시대의 직장인들은 입시지옥을 지나 30대까지는 취직 걱정을, 40대에는 승진 걱정을 하며 치열하게 정신없이 살다가, 여유가 생길 만한 50대가 되면 은퇴 후 이어질 반평생을 걱정하고 고민한다. 특히 남자는 힘의 서열이 중요하다고 생각하는 동물의 세계에 살고 있기 때문에 50대 후 내리막길에서 느끼는 위축감, 앞으로 겪어야 할 새로운 도전에 대한 불안감이 더욱 클 것이다.

생각해보면 여자들은 감정 변화가 일의 효율성에 많은 영향을 주고, 주위 환경에 민감하기 때문에 감정적 지지가 있는 인간관계 유지에 많은 시간을 투자한다. 그래서 오히려 스트레스에 취약한 피해자의 입장에서 문제를 해결하고자 하는 절실함을 더 느낀다. 스트레스 이완 프로그램과 자기계발 프로그램을 찾아다니기도 한다. 반면에 남자들은 감정을 표현하는 데 서툴다. 깊은 인간관계를 지속하기보다는 본인 중심의 실질적 이해관계를 중요시하며 서열을 유지하는 데 많은 시간을 투자한다. 남자들은 생각과 감정에 따른 몸의 변화를 느끼는 데 미숙하다. 갈등 상황에서도 본질적 문제를 회피하는 습관이 있어 서서히 몸과 마음의 연결 부분이 취약해질 수 있다.

그럴수록 결국 중요한 것은 감정을 따라 움직이는 내 심장의 반응을 알아차리는 일이다. 그리고 이러한 알아차림을 습관화해 힘든 상황에 대한 마음의 안전거리를 유지하고 심장의 평온함을 가져야 한다.

심장의 반란, 조기화병 증후군

"가슴이 뭔가 막힌 듯 답답해요. 화가 나도 주로 참고 지내는데 그러다 갑자기 숨이 막힐 때가 있어요. 마음속에 감당할 수 없는 분노가 계속 쌓이다 갑자기 우울해지고……."

전통적으로 화병은 중년 여성이 가부장적 사회 분위기, 즉 고된 시집살이나 가족관계에서 오는 스트레스로 앓는 병이라 생각해 왔다. 그런데 건강보험심사평가원에 따르면 최근 가슴 통증을 호소하는 젊은 환자들에게서 다른 양상이 보인다. 특히 20~30대 남성 발병률이 2배(2011년 387명에서 2016년 846명) 이상 증가했다. 더불어 가

숨이 아프고 심하게 두근거리거나 숨 쉬기가 힘들어 응급실로 오는 젊은 공황장애 환자 또한 늘었다.

2017년 건강보험심사평가원에 따르면 최근 5년 사이에 그런 환자가 4만 명 이상 늘었다. 전체 인구에서 최근 12개월 동안 공황장애를 경험한 사람의 비율이 2~3%이고, 여성이 남성보다 14%가량 많다고 한다. 물론 가슴 통증이 있다 해도 공황장애가 아닌 경우도 있다. 공황발작을 일으킬 때 가슴 통증을 호소하는 비율은 22~70%이다. 하버드대 연구(2003년)에 따르면 가슴 통증을 호소하며 응급실을 찾은 환자 4명 중 1명(25%)이 공황장애이고, 젊은 여성(주로 40대 이하)이 관상동맥 질환(심근경색·협심증 등)이 없는 상태에서 분노 지수가 높을 경우 심장병이 아니라 공황장애일 가능성이 크다고 분석했다. 그렇다면 무엇이 이들을 분노하게 하고, 좌절하게 하고, 불안하게 만들까?

마음의 바이러스, 학습된 무기력

'유리병 안의 벼룩'이라는 유명한 이야기가 있다. 하늘을 향해 거침없이 뛰던 벼룩을 3일 동안 유리병에 가둬놓은 후 다시 벼룩을

풀어주면, 벼룩은 이전에 높이 뛰었던 경험을 잊고 딱 유리병 높이까지만 뛸 수 있다고 한다.

이 이야기는 회피할 수 없거나 극복할 수 없는 환경에 반복적으로 노출되면, 자신의 능력으로 피할 수 있거나 극복할 수 있는 상태에서도 자포자기하게 된다는 것을 보여준다. 그것을 학습된 무기력이라 한다.

나는 대학생활과 사회생활을 하면서 많은 남자들 중 유일한 여자인 경우가 많았다. 그러다 보니 내 존재감을 지키기 위해 항상 자신감 있게 보이려 노력했다. 남보다 잘해야 한다는 강박에 시달리기도 했다. 그러다 보니 쳇바퀴처럼 도는 바쁜 생활에 회의감이 들었고, 새로운 곳에 적응할 때도 나를 깎아내리는 남자들 사이에서 긴장을 많이 했다.

누군가에게, 특히 내가 존경하는 이들에게 내 꿈과 능력을 인정받고 싶었는지 모른다. 하지만 시간이 지나 이러한 기대감은 다시 나를 구속하고 휘두르는 아픔이 되었다. 반복된 실망과 배신감에 새로운 인간관계가 두렵기도 했다. 나쁜 결과를 피하고 싶어 집착했고, 때로는 한없이 무기력해지는 마음의 감기에 걸렸다. 일상의 사사로운 감정 바이러스가 원인이었다.

무기력의 요인은 조직의 거창한 정책과 프로세스가 아니다. 관계의 작은 갈등에서 시작된다. 어쩌면 쿨하게 넘길 수 있는, 보이지도 않는 작은 감정의 상처에 바이러스가 들어와 무기력하게 만든다. 차라리 겉으로 상처가 나거나 어디 한군데 부러지면 그 부분만 아플 텐데, 감정 바이러스에 의한 독감은 어떤 외상보다 사람을 의욕 없게 만드는 치명적인 녀석이다. 누군가 지키지 않은 사소한 약속, 회의 중 의견 무시, 공감력 상실, 자신의 시야로만 모든 일을 정의하는 위압 등 사소한 경험과 문화가 쌓여서 불신과 학습된 무기력이 발생한다.

아마도 우리는 자기만의 취약한 감정 바이러스가 있을 것이다. 이러한 바이러스로 점점 사소한 일에 화가 나고 불안하며 초조하게 된다. 그리고 스스로의 한계를 정하고 만다. 나는 여기까지라고, 도전조차 해보지 않고 포기한다.

지금 우리의 젊은이들이 거듭되는 실패와 좌절로 느끼는 무기력보다 더 위험한 것은 아무것도 하지 않으려는 정서적 퇴보다. 나의 경력, 인간관계, 가능성, 목표를 부정하면 나의 회복력, 용기, 그리고 삶의 활력을 잃게 된다.

사람은 마음먹은 대로 되지 않으면 공허함을 느낀다. 하지만 도전하지 않는 삶은 그 자체로 공허다. 도전은 회복력을 높이는 가장 소중한 나의 가치라는 것을 잊지 말아야 한다.

마음의 고혈압, 화병

최근에는 전통적으로 중년 여성들이 분노를 누르고 제대로 해소하지 못해 생기는 가슴통증, 즉 화병이 나이와 성별에 관계없이 조기에 나타나고 있다.

'학습된 무기력'이라는 바이러스 감염과 더불어 미래에 대한 불확실성, 취업에 대한 스트레스, 어릴 때부터 긴장을 놓칠 수 없는 성과 위주의 경쟁적 사회 분위기, 금수저와 흙수저로 대변되는 빈부 격차에 따른 상대적 박탈감과 분노 등이 청년 화병 확산의 원인이다. 반복되는 이러한 긴장감과 분노는 마치 지속적인 고혈압이 동맥경직도를 증가시키듯 젊은이들의 감정 혈관을 경직시킨다. 유연성이 떨어진 감정으로는 경쟁과 논쟁을 수용하지 못해 쉽게 분노하게 된다.

마음의 부정맥, 공황장애

하루 10만 번 이상 쉬지 않고 펌프질하는 심장은 온몸으로 피를 뿜어내는 수축기 후 정상적으로 부드럽게 이완되어야 혈액이 전신 순환을 하고 돌아오는 피를 충분히 충전할 수 있다. 하지만 고혈압, 당뇨, 노화 등으로 좌심실 근육이 딱딱해지거나 심장이 너무 빨리 뛰면 재충전이 제대로 되지 않는 이완기 장애가 생긴다. 급기야 심장으로 돌아오는 피를 받는 첫 관문인 좌심방이 불규칙하게 수축하는 심방세동이 발생한다. 그러면 피의 흐름이 원활하지 않게 되고 고이면서, 끈적한 혈전이 생겨 뇌혈관을 막는 중풍이 일어날 위험도가 높아진다.

마찬가지로 스트레스를 받아 뇌의 정신적 불안 지수가 높아지는 수축기 상황이 종료되면 반드시 이완기로 내려가서 쉬는 시간이 있어야 한다. 그런데 스트레스가 없거나 끝났는데도 끊임없이 불안 상태가 계속되어 휴지기가 없어지는 것이 바로 공황장애다. 감정의 이완장애로 인해 마음의 부정맥이 생기는 것이다.

그렇다면 앞으로 고장 난 심장이 아닌 건강한 심장으로 살기 위해서는 어떻게 해야 할까?

살면서 화가 나거나 불안한 것은 어쩔 수 없다. 중요한 것은 그에 대한 대처다. 감정의 이완 시간을 늘려 감정의 혈관도 이완시켜야 한다. 참을 수 없는 분노를 느끼고 불안해하는 나를 머리가 아닌 마음으로 돌볼 줄 알아야 이런 상황에 대처하는 힘을 키울 수 있다. 그것이 마음도 심장도 아프지 않게, 즉 가슴 아프지 않게 사는 법이다.

심장병은 남성 질환?
여성이 더 위험하다!

숨도 못 쉴 만큼 심한 가슴 통증을 호소하며 응급실을 찾는 환자들의 연령대가 낮아지고 있다. 특히 여성들의 심혈관 질환이 꾸준히 늘고 있다. 협심증 진단을 받은 중년 여성들은 보통 이렇게 얘기한다.

"평소 스트레스가 많았고 폐경 이후 자주 얼굴이 화끈거리고 가슴이 두근거리면서 통증이 있었어요. 하지만 폐경기 증상이나 화병 정도로 생각하고 특별한 검사를 하지는 않았죠."

그녀들은 대부분 응급실로 실려 오거나 극심한 통증으로 쓰러지기 전까지 자신이 건강하다고 믿고 있었다.

심장병이라고 하면 으레 남성을 떠올린다. 하지만 이는 착각이다. 지난 10년간 심장병 발병 증가율만 봐도 여성이 남성보다 훨씬 가파르다. 심근경색에 따른 사망률에서도 여성이 남성보다 훨씬 높다.

대한심장학회 자료에 따르면 여성 심근경색 사망률은 남성의 1.5배에 달한다. 실제 심근경색을 비롯한 심혈관 질환은 우리나라 여성 사망 원인 중 암에 이어 2위에 해당한다. 여기에는 여성의 신체 구조도 한몫하는 것으로 추정된다.

여성은 남성보다 심장도 작고 혈관도 가늘어 심근경색이 일어날 경우 악화되는 속도가 더 빠르다. 그런데도 여성의 심장병은 그다지 심각하게 받아들이지 않는다. 단지 남성보다 더 늦게 발병하기 때문이다. 남성은 한창 일할 나이인 30대 이후부터 심장병으로 쓰러지는 경우가 많다. 하지만 여성은 주로 50대 이후에 발병한다. 상대적으로 세간의 이목을 덜 받는 것뿐이다.

여성 스스로도 관심을 두지 않는다. 이는 젊은 여성들의 경우에도 마찬가지다. 한국인 심근경색증 등록연구(KAMIR)를 분석해보니 50세 이하 여성들은 남성들에 비해 혈압이나 당뇨, 콜레스테롤을 낮추기 위한 약물 치료를 훨씬 덜 받았고 이 때문에 발병 한 달

내 사망률이 높았다. 병에 대한 인지도가 떨어지니 심장병 검사에 무심하고, 당연히 치료나 관리에도 소홀해진다.

여성의 심장병

여성의 심장병에는 다음과 같은 특징이 있다.

첫째. 여성의 심장병은 폐경으로 인해 여성호르몬(에스트로겐)이 급격히 줄어드는 것과 밀접한 관계가 있다. 동맥경화는 저밀도 콜레스테롤이 혈관벽에 두텁게 쌓여 혈류 흐름을 방해하면서 생긴다. 이 저밀도 콜레스테롤 분비를 감소시키는 역할을 하는 것이 에스트로겐이다. 따라서 에스트로겐이 줄어들면 동맥경화 위험성이 높아진다. 심장 주변 혈관과 심장벽도 점점 딱딱해진다. 이래저래 심근경색의 위험이 커지는 것이다.

둘째. 특이하게도 심장병은 우울증의 영향을 많이 받는다. 심장마비를 경험한 환자들을 대상으로 추적조사를 실시한 결과 우울증에 걸렸던 사람들은 그렇지 않은 사람들에 비해 심장병에 따른 사망률이 3~4배 더 높게 나타났다. 최근에는 심장병 위험인자로 흡연, 고혈압과 함께 우울증도 포함시켜야 한다는 주장이 나오고 있다. 이 우울증이 특히 여성에게서 많이 나타난다.

셋째, 여성들은 심장병의 전조 증상이 다양해서 다른 병으로 오인하기 쉽다. 따라서 병을 발견하는 시기도 늦다. 여성 심장병의 사망률을 높이는 이유가 될 수 있으니 세밀한 주의가 요구된다.

남성에게는 대부분 가슴을 쥐어짜는 듯 찌릿찌릿한 전조 증상이 나타나는데, 여성의 증상은 조금 다르다. 그중 하나가 소화불량이다. 속이 메스껍고 울렁거려 흔히 소화제만 복용하고 지나치는 경우가 많다. 때로는 통증은 없지만 전신에 힘이 없고, 피로가 몰려오며, 숨이 심하게 차는 듯한 전조 증상을 보인다. 가슴이나 배 쪽에는 아무런 이상이 없지만 등이나 팔 쪽이 아픈 경우도 있고, 우울하거나 불안감이 느껴져 화병으로 여기기도 한다.

여성이 남성과 다른 심근경색 전조 증상을 나타내는 이유는 아직 정확히 밝혀지지 않았다. 하지만 여성의 호르몬 체계와 자율신경 체계가 남성보다 훨씬 예민하다는 사실이 원인 중 하나로 짐작된다. 여성은 심근경색이 일어났을 때 심장 주변의 자율신경계가 소화기관이나 다른 여러 기관에 미치는 영향이 더 강하다. 따라서 폐경기 이후 소화불량이나 극심한 피로감과 함께, 전에 없던 가슴 답답함과 통증이 느껴진다면 반드시 병원을 찾아야 한다.

그와 그녀의 심장은 다르게 뛴다

지금까지 의학의 발전은 주로 남성을 대상으로 한 임상 연구를 통해 이루어졌다. 여성은 임신, 월경, 수유 등과 같은 특수 상황으로 임상 연구에서 제외되곤 했다. 남녀 간 약동학적 차이가 40%나 되지만 여성에게 약을 처방하는 것에 대한 정확한 가이드라인은 아직 없다. 여성은 남성에 비해 체구가 작고 위장 내 약물 체류 시간이 길며 피하 지방이 많다. 또한 약물 분해 효소의 성별 차이도 있어 같은 약이라도 치료 반응이 성별에 따라 다르게 나타난다.

같은 용량의 약에도 여성들은 과민 반응을 보이거나 부작용을 겪을 수 있다. 약물 치료에 대한 반응도 다르고, 약제 부작용을 더 많이 체험하기 때문에 여성들은 스스로 약을 먹지 않는 경우가 많다. 병의 치료 효과에 생물학적 차이가 분명히 존재한다는 것이다.

재미있는 것은 식이조절, 운동 요법 등 생활 습관 개선은 질병이 있는 40대 이상의 여성에게 훨씬 효과 있다고 여러 연구를 통해 증명되고 있다. 여자들은 약물 치료보다 비약물적인 치료에 반응을 더 잘하는 것으로 볼 수도 있다.

관계를 수용하는 힘

문화적 차이도 확실히 존재한다. 여성은 남성에 비해 사회 문화적 인과관계에 좀 더 민감하다. 자녀를 양육하는 부담감에 병원을 잘 방문하지 않고, 병에 대한 인지도도 낮다. 미국 여성 심장병의 예후를 좋게 만든 것은 약물의 발전과 가이드라인 제정이 아니라 여성 심장병의 위험성을 제대로 알리는 '레드 드레스'라는 대규모 캠페인이었다.

심장병의 중요한 위험인자인 스트레스에 여자들은 취약하다. 그녀들을 힘들게 하는 것은 대부분 '관계(relationship)'다. 반면 남자들은 대부분 '힘의 역학'으로 괴로워한다. 이는 동물의 세계에서도 볼 수 있다. 재미있게도 코끼리나 보노보 원숭이처럼 의존적인 암컷들과 경쟁적인 수컷들이 있으면 모권 중심의 사회가 만들어지기 쉽다고 한다.

암컷들은 외부로부터 도움을 받아야 하기 때문에 '협력과 설득'이라는 사회적 기술을 발달시켰고, 암컷들로만 구성된 소셜네트워크를 만들어서 서로 도우며 새끼를 키운다. 엄마들 모임, 계 등 현대의 여성들이 하듯이 말이다.

한편 수컷들은 싸우고 경쟁하는 데 시간을 보내기 때문에 상대적으로 사회적 기술과 유대를 발달시키지 못했다. 보노보와 코끼리 사회는 자기중심적이고 비협력적인 수컷들을 변방으로 밀어내고 협력적인 암컷들이 무리를 통제한다. 보통 한 마리의 보노보 암컷은 수컷보다 힘이 약하지만, 수컷이 한계선을 넘어서면 종종 떼를 지어 그 수컷을 공격한다고 한다.

자기중심적이고 자율적이고 공격적인 수컷. 어쩌면 현재 우리의 모습이 아닌가 싶다. 의존적인 협력을 시간 낭비라고 생각하는 사회적 분위기, 지나친 경쟁 구조 속에서 학습된 '나부터 살아남으면 된다'는 공격성과 경쟁성. 우리는 어느새 모두 수컷의 심리를 가지게 된 것이다.

서로 다름을 인정하는 지혜, 다른 사람의 시선으로 사물을 보는 능력, 그리고 서로 소통하고 협력하기 위해서 때로는 내 눈앞의 이익을 포기할 수 있는 용기. 이러한 암컷의 협력과 배려가 현재 우리들에게서 점점 사라지고 있다. 승리의 여신은 온화함과 관용의 미덕에 힘을 보태준다. 유화책을 쓸 줄 알고, 사람들을 조직할 줄 알고, 사물을 다른 각도에서 볼 줄 아는 협동적인 인물이 뛰어난 지휘관이 될 수 있다. 로마의 아우구스투스가 자신보다 뛰어난 카이사르나 알렉산드로스 대왕이 이루지 못한 안정적인 제국 체제를 건설할 수 있었던 것도 그의 온화한 성품과 관용 덕분이었다고 한다.

'신뢰를 바탕으로 한 대규모의 협력'은 인류가 살아남은 이유이자 인간만이 잘할 수 있는 것이다. 이는 작은 힘을 모아 큰 승리를 이루어내는 에너지이고, 융합과 협업의 생태계를 위해 4차 산업 혁명이 향하고 있는 미래의 가치이기도 하다.

그녀의 심장이
스트레스에 더 민감한 이유

하루 24시간 평균 10만 번을 쉬지 않고 수축과 이완을 반복하는 심장. 그런 심장을 혹사시키고 병들게 하는 주범이 바로 스트레스다. 문제는 똑같이 스트레스를 받아도 남성보다 여성의 심장이 더 많이 손상된다는 것이다. 여성의 혈관은 스트레스를 받으면 잘 늘어나지 않고 딱딱해져서 내피세포가 손상받아 쉽게 찢어질 수 있다. 실제 여러 연구에 의하면 젊은 여성 심근경색 환자들의 주요한 예후인자는 스스로가 인지하는 스트레스와 우울증이었다.

스트레스의 원인도 남녀가 다르다. 여성에게는 주로 복합적인 인간관계에 의한 스트레스가 많았고 이런 경우 일에 집중하지 못한다. 반면에 남성에게는 돈이 스트레스의 주원인이고 일에 대한 집중도에는 딱히 영향을 미치지 않는다. 또한 젊은 여성일수록 심장병 후 우울증이 더 심해진다. 이를 과학적으로 보여준 연구가 있다.

VIRGO 연구(Variation in Recovery: Role of Gender on Outcomes of Young AMI Patients)는 18세에서 55세 사이의 젊은 심근경색 여성 환자 2,000명과 남자 대조군 1,000명을 대상으로 성별에 따른 심근경색의 임상양상과 치료, 예후를 비교했다.

여성 급성 심근경색 환자들은 남성 환자들보다 비전형적인 흉통, 즉 소화가 안 되거나 메슥거림, 명치끝이 아프거나 가슴이 답답함, 피곤함, 턱 밑이나 팔과 등으로 통증이 퍼지는 방사통, 식은땀이 나거나 숨이 차는 등 애매한 증상들이 나타났다. 그래서 진단이 힘든 경우가 많았다. 그리고 적극적인 치료를 덜 받았다. 그 이유는 무엇일까? 여자들이 느끼는 스트레스 유형에 답이 있었다.

1. 여성이 정신적 스트레스를 훨씬 더 많이 느꼈다.
2. 스트레스가 회복 속도를 늦추게 했다.
3. 여성은 가족들과의 관계에 열중하는 반면 남성은 주로 재정적 문제를 걱정했다.

4. 과거 가족들 간의 갈등(여성 33% 대 남성 20%), 개인적 상처 또는 아픔(여성 22% 대 남성 17%), 가까운 가족의 사망 또는 질병(여성 37% 대 남성 28%)이 스트레스의 원인들이었다.

왜 여성의 심장이 스트레스에 더 민감할까? 스트레스를 처리하는 남녀의 반응을 한번 생각해보자.

일반적으로 스트레스를 처리하는 남성들의 방식은 '회피-투쟁' 반응이다. 싸울지, 도망갈지 결정하는 과정에서 아드레날린과 코르티솔 같은 호르몬이 분비되고 반응해 생존 가능성을 높인다. 이는 테스토스테론의 반응이므로 그들을 탓할 수 없다. 그런데 여성들은 스트레스의 괴로움을 편하게 받아들여 싸우거나 도망가기보다는 기분이 나아질 때까지 상세하게 이야기하고 싶어 하고, 다른 사람들과의 소통을 통해 해결하려고 한다.

공감의 호르몬, 옥시토신

켈리 맥고니걸이 지은 『스트레스의 힘』이란 책을 보면 스트레스 반응에서 옥시토신의 중요성을 강조했다. 출산 후 급격히 증가해 자궁을 수축시키고 어미가 자식을 돌보도록 촉진하는 옥시토신은 평상시에도 타인에게 친밀감을 느낄 때 분비된다. 최근에 스트레스 상황에서 옥시토신의 분비가 증가하고, 이로 인해 배려와 친화로 이어진다는 사실이 알려졌다.

남자들이 싸우거나 피할 때, 여자들은 문제 해결에 나서서 사람들을 진정시키고 높아진 친화력으로 자연스럽게 연대하며 화해하는 경향을 보인다. 여자가 남자보다 스트레스를 잘 다룬다면 옥시토신 덕분일 수 있다.

결혼했거나 최소 1년 이상 함께 살고 있는 커플을 대상으로 한 연구에서, 옥시토신을 복용한 경우와 그렇지 않은 경우로 나누어 실험해보았다. 그 결과 옥시토신을 복용한 경우에는 서로 다투다가도 화해하려는 경향이 있었다. 옥시토신을 복용한 남성의 경우 배우자와 논쟁 중에도 더욱 긍정적으로 주의와 관심을 기울이고 협조하려는 모습을 보였다.

그런데 남성과 여성은 자율신경계에 따른 반응이 달라 옥시토신에 대한 반응이 다를 수 있다. 흥분과 분노에 관여하는 교감신경과 화해와 중립에 관여하는 부교감신경을 활성화하느냐 억제하느냐에 따라 갈등과 스트레스에 반응하는 방식이 다르기 때문이다.

남성의 경우는 스트레스와 갈등 상황에서 흥분한 채로 다가가는 경향이 있으며, 여성의 경우에는 서로 화해하려는 경향이 강하다고 할 수 있다. 여성은 스트레스에 취약하기도 하지만 이를 잘 극복하기도 하는데, 이들이 소중하게 생각하는 것은 가까운 사람들과의 관계이기 때문이다. 따라서 여자들은 관계의 상실에 취약하다. 반면에 남자들은 힘에 의해 움직이기 때문에 자본주의 사회의 힘인 돈 또는 권력의 상실에 취약하다.

더욱이 옥시토신은 뇌의 공포 반응을 둔화시켜서 용감해지게 만든다. 이를 뒷받침하는 연구가 최근 국제 학술지에 발표되었고, 스트레스를 주는 환경에서 남자는 주변 사물이나 사람들에게 반응을 보이지 않으며 정신자원(mental resource)을 아끼는 모습을 보였다. 평소보다 자기중심적인 행동 패턴을 보인 것이다.

반면 동일한 스트레스 환경에서 여자는 타인에게 더 솔직해지고 공감하는 모습을 보였다. 여자는 본질적으로 스트레스에 혼자 대처할 수 없다. 자신의 문제를 해결하기 위해 다른 사람에게 이야기하고 손을 내밀어 해결책을 찾는다. 이는 사실 여유로운 사회에서는 남녀의 조화가 기대될 아름다운 이야기다. 하지만 오늘날처럼 남녀의 역할이 구분되지 않을 경우에는 충돌의 양상을 보일 수 있는 시나리오다.

마음을 모아야 하는 이유

더 신경 쓰이는 소식도 있다. 노스웨스턴 의학 연구팀은 옥시토신이 정서적 고통을 높여주는 호르몬이라고 발표했다. 옥시토신이 사회생활에서 스트레스를 받을 때, 학교에서 왕따를 당할 때, 상사에 의해 고통을 받을 때 더 많이 분비된다는 것을 발견했다. 또한 이 호르몬은 오래된 나쁜 기억을 강화하거나, 미래의 두려움과 불안을 강화하는 것으로 드러났다. 그래서 경쟁이 치열한 오늘날에 직장인 여성들에게 더 힘들게 다가오는 사실이기도 하다.

이제는 스트레스를 바라보는 관점을 바꿀 필요가 있다. '나는 괜찮아'로 문제를 회피하려 하지 말고 도움을 청하자. 심장을 튼튼하게 만드는 영양분은 그저 내 편이라고 부를 수 있는 동료, 응원군이다. 좌절과 무력감 속에 끌려가거나 자신의 괴로움을 덜어내기 위해 힘든 상황에서 벗어나고 싶다는 마음만 갖는 것은 옳지 않다. 이럴 때일수록 서로가 돕고 도움받으면서 배려해야 한다.

인간이 진화하고 문명이 발달하는 과정에서 끝까지 옥시토신이 이타적 행동을 적극 권장하는 이유는, 배려와 친화가 극한 상황에서 벗어나는 데 더 중요한 기능을 하기 때문이다. 인간이 감성지수를 향상시켜야 하는 이유이기도 하다.

사랑의 호르몬, 옥시토신

"따님은 요즘 어떻게 지내요?"

근무하는 병원을 옮겨도 계속 나를 찾아오는 환자가 있다. 무려 15년이나 고지혈증, 당뇨, 동맥경화 치료를 받아왔다. 그분에게는 장애가 있는 딸이 있다. 꼬마였던 때부터 봤는데 어느덧 고등학교를 졸업했다. 그 인연을 통해 나는 1년에 한 번 장애인들의 심장을 봐주고 있다.

두 달마다 외래 진료를 받으러 오는 어머님의 얼굴에는 항상 미소가 담겨 있다. 의사로서 바쁘게 지내는 나를 도리어 걱정해준다. 그런 마음을 잘 알고 있어서 내 마음이 저릿하다. 가족이 있어 엄마는 행복하다. 하지만 때로는 어려운 현실과 싸워야 하고, 남 몰래 가슴앓이를 한다. 옥시토신은 그런 감정과 일맥상통하는 호르몬이다. 애착이라는 감정을 강화하기에, 사랑으로 강해지고 사랑으로 상처받는다. 그래서 사랑의 호르몬이라 불린다.

옥시토신은 사람들이 서로 이해하고 공감하도록 돕는다. 여성의 경우에는 상대에게 친근하게 다가서게 한다. 그래서 갈등과 논쟁을 잠재우는 태도를 보인다. 남성의 경우에는 협조적인 태도를 유도한다. 이렇게 친화력을 높여 연대를 이루게 해주는 옥시토신은 여성에게 꼭 필요하다. 힘든 상황에서도 함께할 때 여성은 큰 힘을 얻는다.

연대의 힘을 믿기 때문에, 나는 환자들의 가슴속 이야기에 더욱 귀를 기울인다. 신뢰할 수 있는 사람이 연민을 느끼고 공감해주면 그 자체로 치료에 도움이 된다. 그리고 그들의 이야기를 듣는 내 심장도 함께 치유되는 신기한 경험을 한다.

15년 지기 환자는 나에게 사랑의 지혜를 전해주었다. "딸이 태어나기 전까지는 저밖에 몰랐어요. 남편과도 자주 싸웠죠. 그런데 딸이 태어난 뒤로는 세상에 사랑이라는 것이 존재한다는 것을 알았죠. 딸아이 때문에라도 저는 건강하게 오래 살아야 해요. 주말이면 방방곡곡 아름다운 곳들로 딸을 데려가 많은 것들을 보여준답니다. 평상시에도 늘 함께하고요."

딸을 위해 사는 삶이 힘들지 않느냐는 질문에 그녀가 웃으면서 답한다.

"힘들 때도 있지요. 그런데 어떡해요. 나에게는 딸이 가장 소중한데요."

그 말에 가슴이 먹먹해진다. 옥시토신의 마법에 걸린 것이다.

혈액형으로 심장병을 예측한다

가끔 생각을 너무 많이 해서 자기 심장을 불편하게 하는 당신의 혈액형은? 나는 평소 성격이 낙천적이고 외향적이라 O형 같다는 이야기도 듣고, 가끔은 괜히 위축되어 소심한 모습을 보이기도 해서 A형 같다는 이야기도 듣는다. 실제로는 AO형이다.

사실 혈액형과 성격의 직접적 연관성은 과학적으로 밝혀진 바가 없다. 재미 삼아 성격을 분류해보기 위한 설일 뿐이다. 혈액형 별로 널리 알려진 성격은 이렇다. A형은 마음이 약하고 대인관계는 좋으나, 속내를 잘 털어놓지 않고 소심해 스트레스에 약하다. B형은 창조적이고 유머가 있으나, 비협조적이고 변덕스럽고 개인적인 성격이다. O형은 자신의 피를 다른 혈액형에게 줄 수 있지만 스스로는 본인과 같은 피만 받을 수 있어 살신성인 리더 스타일이다. 성질이 화끈하고 뒤끝이 없다고 한다. 문제는 AB형이다. A형과 B형의 장단점이 조합되어 있어, 천재 아니면 바보라는 이중적 성격이다. 직선적이고 정의감이 강하지만 주는 것보다는 받는 것에 익숙하다고 한다. 심장병 환자 중에는 다혈질이 많은데 A형 성격이 전형적인 심장병 환자다.

혈액형으로 심장병 발생 위험을 측정할 수 있다는 재미있는 연구 결과도 있다. 2012년 미국 심장협회의 『동맥경화 혈전 및 혈관생물학(Arteriosclerosis, Thrombosis and Vascular Biology)』에 실린 하버드 대학 공공보건연구소의 루치 박사의 연구 결과다. 그는 20년에 걸쳐 약 9만 명의 남녀를 대상으로 혈액형과 심장병 간의 상관관계를 연구했다. 총 4,070명의 심장병 환자 중 A형은 O형보다 8%, B형은 11%, AB형은 20%나 심장병에 걸릴 위험이 더 높게 나타났다. 정확한 기전은 모르지만 혈액형에 따라 콜레스테롤 수치나 혈전 형성 위험 등에 차이가 난다는 것을 밝혀냈다.

또한 2017년 유럽심장협회는 130만 명을 대상으로 조사했고, O형이 아닌 사람은 1,000명당 15명이 심장마비를 앓은 것에 비해,

O형은 14명이 심장마비를 앓았다. A, B 그리고 AB 혈액형의 혈전 응고 단백질 수치가 O형보다 높기 때문이라고 추측했다.

이러한 결과들은 식습관, 연령, 체중, 성별, 흡연, 폐경, 병력 등 심장병의 일반적 위험요인들을 고려한 것이다. 서구에는 O형이 가장 많은데 인구의 48%나 된다. 연구 결과대로라면 우리나라는 A형 34%, O형 27%, B형 27%, AB형 12%이니 사람들이 심장병을 앓을 가능성이 상대적으로 더 높다는 뜻이다.

물론 이런저런 과학적 논쟁이 있을 수 있는 내용이지만 받는 데 익숙한 AB형이 심장병에 가장 잘 걸리고, 주는 데 익숙한 O형은 심장병이 덜 온다는 뜻이 되기도 한다. 인생살이를 생각해보면, 역시 아낌없이 주는 쪽의 마음이 편하다는 메시지가 아닐까?

chapter 2
뇌가 아닌 심장으로 살아야 하는 이유

나쁜 생각만으로도
심장은 상처받는다

42세 학교 선생님이 집에서 TV를 보다가도 숨이 차고 가슴이 아프다고 찾아오셨다.

"스트레스를 속으로 많이 참는 편인가요?"

"스트레스를 잘 받는 성격은 아닌데요, 착하게 보이기 위해 인내하고 책임감도 강한 편이에요. 착한 여자 콤플렉스일까요?"

"이런저런 생각이 많으시겠네요. 주로 불안할 때 숨이 차죠?"

"네. 학생들과 이야기하는 생각만 해도 심장이 뛰고 숨이 차서 기진맥진해요."

심장 검사를 해보니 그녀는 고지혈증에 이미 심장 미세혈관의 기능이 떨어져 있었다. 다시 말해 스트레스에 대한 심장 탄력성이 떨어져 있었다. 가만히 있다가도 일단 불안해지면 그때부터 심장이 뛰기 시작하고 심장에 혈액 공급이 안 되어 가슴이 아파온다. 이런 증상이 불안감을 더 조성해 맥박이 빨라지고 숨이 차게 되는 악순환을 만든다. 건강한 심장이라면 이겨냈을 일상의 스트레스지만, 직장생활의 페르소나에 과하게 빠져들다 보니 오랜 세월 멍들어 있던 심장이 견디지 못했던 것이다.

페르소나는 인격적 가면이라는 뜻이다. 원래 배우가 극중에서 특정 역할을 하기 위해 썼던 가면을 의미하는 단어로, 상황에 따라 다른 사람에게 보여주는 겉모습을 말한다. 여기에는 사회의 인정을 받기 위해 좋은 인상을 주려는 의도가 내포돼 있다.

페르소나는 현대인들의 경제적 성취와 자연스러운 사회생활을 위해 필요하다. 하지만 한 가지 역할의 페르소나에 너무 빠져들면 인격의 다른 측면이 자아에서 밀려나 삶의 균형이 깨질 수 있다.

우리는 다양한 사회적 가면을 가지고 살아간다. 그런데 사람들은 편협한 시각으로 그중 일부만 본다. 그래서 타인에게 어떤 모습을 보여주고 싶은지에 따라 따뜻한, 미운, 존경받는, 싫은, 아름다운, 얌체 같은, 이기적인, 권위주의적인, 나약한, 여성적인, 남성적인 등 실제 자신의 모습과는 다른 인격적 탈을 쓰게 된다. 특히 지금 우리 사회는 '학생이라면, 아들이라면, 딸이라면, 엄마라면, 가장이라면, 여자라면, 남자라면, 직장의 조직원이라면 이렇게 해야 한다'는 획일화된 페르소나를 요구하고 있다.

하지만 사람은 본래의 모습을 완전히 감춘 채로는 살아갈 수 없다. 어떤 형태로든 진짜 자신의 모습이 표현되어야 한다. 정신의학자이자 심리학자인 융은 "정신 건강을 위해 무의식적 위선자가 되기보다는 의식적 위선자가 되는 편이 나으며, 자신을 기만하기보다는 타인을 기만하는 편이 낫다"고 말했다. 나는 그녀에게 다음과 같은 처방을 내렸다.

"남에게 보여주려는 삶에서 벗어나야 진정한 자기 삶을 살 수 있습니다. 이제 허물에서 벗어나 심장이 두근두근 뛰는 삶을 살아보세요."

심장이 중심이 되는 삶의 시작

좌절의 경험 때문에 지레 포기하는 것이 학습된 무기력이다. 무기력하게 사회적 역할에만 충실하고 있다면 적절한 형태로 내면의 인격을 분출시키는 방법을 배워야 한다. 다른 사람에게 비치는 모습에만 지나치게 몰입하면 본래의 모습을 잊을 수 있다. 그러면 갑자기 심각한 혼란과 정체성의 상실이 올 수 있다. 그리고 번아웃(burn out)이 온다. 이를 막으려면 뇌가 일방적으로 원하는 '합리적인 나'에서 벗어나 심장이 느끼고 공감하는 내 본성과 정체성을 확립하는 것이 중요하다. 그래야 남은 인생 동안 건강한 심장을 가지고 살 수 있다.

심장병은 미국인 사망 원인 1위, 한국인 사망 원인 2위다. 2020년에는 전 세계 사망 원인 1위가 될 것이라 예측된다. 특히 워킹맘, 즉 가사와 노동을 병행하는 40대 이하 젊은 여성 또는 치열하게 일해오다 문득 불확실한 미래에 불안을 느끼는 40대 이하 직장인의 심장병 발병률이 가파르게 증가하고 있다.

심장병은 실제 가슴이 아프다고 느끼기 수십 년 전부터 그 원인이 쌓이기 시작한다. 심근경색이 일어나기 수십 년 전부터 이미 불규칙한 생활, 과도한 스트레스, 불면증을 겪어온 경우가 많다. 그러니 이건 바로 당신의 이야기다. 즉 지금 당신이 받는 정신적 고통, 스트레스, 잘못된 식습관, 운동 부족, 술과 담배, 일에 대한 지나친 걱정, 스스로에 대한 염려, 인간관계로 자학하는 습관 등이 하루하루 1초도 쉬지 않고 뛰는 심장을 망가뜨리고 있다. 지금 이 순간 당신이 경험하는 심장의 불편함이 미래 심장마비의 원인이 될 수 있다. 비록 지금 당장 모든 의학적 검사 결과가 정상이라 해도 말이다. 검사는 병의 결과를 보여줄 뿐이지, 원인은 보여주지 못한다.

심장병은 내 심장을 함부로 대하고 혹사시키는 데서 시작한다. 정성을 다해 내 심장을 사랑하고 아끼지 않기 때문에 심장병이 시작되는 것이다. 특히 저위험군으로 간주되는 젊은이와 여성에게 가장 큰 위험인자는 비만과 스트레스다. 많이 먹고 움직이지 않아 살이 찌면 심장은 더 많이 일해야 하고, 스트레스를 받아 화가 나면 심장 혈관이 수축한다. 스트레스가 극한 상황에서는 심장이 터질 듯 아파서 급성 심근경색으로 오인되는 스트레스성 심근병증이 오기도 한다.

당신이 가슴앓이, 두근거림을 겪었다면 이는 삶의 균형이 깨지면서 심장에 위험이 오고 있다는 신호다. 이렇게 되면 동맥혈관의 안감인 내피세포가 상처받게 된다. 내피세포가 손상되면 나쁜 콜레스테롤인 저밀도콜레스테롤이 혈관 틈새로 새어 나가 염증이 생기고 동맥벽에 찌꺼기 같은 죽상경화반이 조금씩 쌓인다. 나의 연구에 의하면 만성화된 신체적·정신적 스트레스는 내피세포에 손상을 입히고 이로 인해 동맥이 딱딱해지고, 더 나아가 심장근육의 손상으로 이어진다. 다시 말해 나쁜 생각만으로도 심장은 상처받을 수 있다. 마음의 상처로 가슴이 아프다는 것은 의학적으로도 맞는 말인 셈이다.

급증하는 심장병, 특히 스트레스에 의한 심장병은 뇌 중심의 삶을 살면서 심장을 희생시킨 결과다. 하루 24시간 평균 십만 번을 쉬지 않고 수축과 이완을 반복하며 열심히 일하는 심장을 더 혹사시키는 것이 바로 우리들의 생활방식이다. 따라서 내 삶을 변화시키려면 뇌(이성) 중심의 삶에서 빠져나와 내 심장(감성)이 전하는 사인, 심전도에 주목해야 한다.

심장 관리가 곧 내 생활을 건강하게 관리하는 것이고 감성지수를 관리하는 것이다. 심장이 건강해지는 식습관, 심장의 건강을 뒷받침하는 운동, 심장을 보호하는 스트레스 관리, 심장이 행복한 인간관계. 닥터 도로시의 하트 트리밍(Heart Trimming)은 '심장을 다듬고 손질하여 내 삶의 균형 잡기'를 위한 처방이다. 곧 심장이 중심이 되는 삶의 시작이다.

스트레스가 병이 되는 순간

34세의 여성이 일주일 전부터 조금만 걸어도 숨이 차고 가슴이 답답하다며 내원했다.

"10년간 성공하겠다는 열정만으로 정말 열심히 달려왔어요."

그녀는 스무 살에 한국을 떠나 중국에서 성공한 호텔리어가 됐다. 유명 호텔의 영업부에서 나름 성공적인 커리어를 쌓았고, 서로를 잘 배려해주는 사람과 결혼해 겉보기엔 부러울 게 없어 보였다. 하지만 그녀는 말했다.

"출장 말고는 10년 동안 나를 위한 여행을 해본 적이 없더라고요. 하루 16시간을 오로지 직장 일에만 투자했습니다. 그게 나의 성공이라고 믿었으니까요. 돈을 벌면 가족들에게 베푸는 것도 기꺼이 즐겼고요."

그녀는 봇물이 터진 듯 말을 쏟아냈다.

"일이 너무 힘들어 호텔을 옮기려던 차에 생긴 아기가, 처음에는 덜컥 겁이 났습니다. 출산을 하면 내 커리어가 중단되는 것이 아닌가, 새 직장에 적응해야 하는데, 이런 걱정을 하면서 일을 하던 중에 자연유산이 되었어요."

새 직장에서 만난 상사는 소문대로 아랫사람을 달달 볶아 숨막히게 하는 사람이었다. 유산에 대한 죄책감과 상사가 주는 스트레스로 인해 온몸이 아파왔다. 그러던 어느 날 갑자기 심장이 마구 뛰기 시작했다. 급한 대로 우황청심환을 먹고 응급조치를 했는데 이후부터는 가슴이 쪼이고 아프기 시작했다.

"이대로 살다가는 내가 망가질 것 같았어요. 또 직장을 그만두려고 하니, 내가 그동안 해온 것들에 미련이 생겼고 경제적인 독립성이 사라질까 봐 두려웠어요. 일단 몸부터 치료하고 조용히 자신을 돌아보는 시간이 필요할 것 같더라고요."

한의원에서 화병이라 진단받고 약을 먹었지만 일주일 전부터는 조금만 걸어도 숨이 차고 가슴이 아프며 답답했다고, 그래서 나를 찾아왔다고 한다. 이야기를 듣고 한 사람의 여성으로서 숱한 경쟁 속에서 입지를 다지고자 남자들보다 더 많은 노력을 해야 했던 여자의 삶에 공감했다. 그리고 의사로서 심장 검사를 진행하기로 했다.

스트레스에 멍드는 심장

뇌는 반응하라는 압력, 적응하라는 요구, 몸의 균형에 가해지는 위협이 전해지면 세포들에게 활동을 명령하고 필요한 에너지를 만들게 한다. 그 과정에서 지친 뇌와 세포의 부담이 다양한 감정으로 반영되는데 이것이 스트레스다. 흔히 불안, 초조, 긴장감, 우울감으로 나타난다.

대개 누군가의 심장이 강하다는 말은 그의 정신력이 강하다는 뜻이다. 즉 웬만해서는 마음이 흔들리지 않으며 안정되어 있다는 뜻이다. 반대로 심장이 약하면 사소한 일에도 불안하고 초조하며 심장이 두근거린다. 가슴이 답답하면서 숨이 막히고 몸이 덜덜 떨리게 된다. 즉 심약하다, 소심하다는 것은 심장이 지속적으로 스트레스를 받아 불안 시스템이 예민해져 있고 마음이 불안정하다는 의미다. 심장의 '심'이 마음(心)을 뜻하는 이유도 그런 의미다.

마음이 아프다는 것은 '뇌가 인지한 것을 심장이 느껴서 가슴이 아프다'라고 풀이하는 것이 맞다. 내 마음에 가해지는 압력이 스트레스다. 그런데 우리는 스트레스에 의한 몸과 마음의 반응을 제대로 구별하지 못하는 경우가 많다. 스트레스를 받으면, 뇌에서 분비되는 아드레날린으로 심장이 쿵쾅거리고 관상동맥은 수축하여 가슴이 쪼이듯 아프다.

만성적 스트레스 또는 일시적인 스트레스가 해소되지 못하고 억제되어 쌓이면 신체화 증상으로 나타난다. 주로 가슴 통증, 호흡 곤란, 빠른 맥박, 소화 불량, 배의 윗부분에 덩어리가 있는 느낌, 전신 동통 등을 동반한 불면, 피로, 공황, 우울감, 두려움이다. 이것을 우리는 화병, 영어로는 앵거 신드롬(anger syndrome)이라고 한다. 가슴이 답답하거나 숨이 막히고, 급작스럽게 분노가 표출되는 분노조절장애가 주요 증상이다. 심장이 수축하고 이완하듯이 감정의 전기 회로에서 분노를 터뜨리면 곧이어 우울감이 뒤따른다.

우리나라 중년 여성의 경우 특히 사회환경적 요소로 인한 화병의 빈도가 4.1%로 보고된다. 실제 병원에 와 비전형적인 흉통을 호소하며 신경성 심장병으로 진단받는 여성 환자 상당수가 이 질환에 포함될 것으로 여겨진다. 극심한 스트레스로 인해 심장 끝부분이 부풀어 올라 문어 잡는 항아리 모양이 되는 전형적인 스트레스성 심근병증은 심장 앞쪽 몸통의 통증과 심전도 변화 및 심근효소의 상승을 동반하므로 급성 심근경색과 매우 유사하다. 하지만 관상동맥을 촬영해도 심근경색의 원인이 될 만한 관상동맥 협착이 나타나지 않는 것이 특징이다. 또한 대부분 환자가 일주일 내에 증세가 호전되고 1개월 내에 심기능이 거의 정상으로 회복되는 등 양호한 예후를 보인다.

이러한 특징을 가지는 스트레스성 심근병증은 서양에서도 발견되었다는 보고가 있지만 주로 일본과 우리나라 같은 사회문화적 환경에서 그 빈도가 더 높다. 아직 정확한 기전은 밝혀지지 않았지만 대상 환자들이 모두 정신적 또는 육체적 스트레스 이후에 발생한다는 사실이 급성 심근경색과 다르다. 또한 스트레스를 받으면 정서적 긴장이 물리적 긴장으로 바뀌어 뒷목이 뻣뻣해지고 어깨가 뭉치면서 소화도 잘 안 되고 면역력이 떨어진다.

마음과 연결된 심장

극심한 스트레스는 결국 방아쇠를 당기기도 한다. 그것이 공황장애다. 공황(panic)의 사전적 의미는 돌연한 공포, 당황, 겁먹음으로 그리스 신화에 나오는 공포의 상징인 목신(牧神) 판(Pan)에서 유래한다. 흉측한 모습의 목신 판은 낮잠을 방해받으면 화를 내고 소리를 질러 동물들이 공포에 떨게 했으며, 올림포스의 신들이 거인족을 몰아내고 새로운 나라를 세울 때 엄청나게 큰 소리를 질러 거인족이 공포에 떨게 했다고 한다.

유래에서도 알 수 있듯이 공황이란 극도의 공포 상태를 말한다. 즉 공황은 누구에게나 있을 수 있는 감정 상태로, 생명의 위협을 느끼는 상황에 처했을 때 공포감을 느끼고 당황하게 되는 상태다.

미국 하버드대 연구팀이 2006년 일반인 9,282명을 조사한 결과 평생 동안 공황발작을 경험해본 비율이 22.7%나 된다고 한다. 공황발작은 원래 어떤 위협에 반응하기 위한 뇌의 정상적 작용이지만 위협이 없는 상황에서도 예상치 못한 발작이 반복되면 공황 '장애'가 된다.

스트레스가 지속되고 반복되면 우리 몸에 내재된 위험 경보기인 뇌의 편도체가 비정상적으로 자극받아 고장이 난다. 그러면 뇌는 별다른 자극이 없는데도 상상만으로 실제 위험 상황으로 인지하고 죽을 것 같은 공포를 느낀다. 도파민이나 아드레날린과 같은 카테콜아민이 발산되어 심장이 마구 뛰고, 과호흡을 유발해 관상동맥이 수축되면서 가슴이 아프게 된다. 이런 심장 통증은 공황발작이 일어날지도 모른다는 공포인 예기불안을 일으켜 악순환으로 이어진다.

이렇듯 우리의 몸과 마음은 연결되어 있고, 서로가 원인이 되고 결과가 되기도 한다. 다시 말해 마음을 다스린다는 것은 심장을 보호하는 것이고, 심장을 보호하는 것은 마음을 다스리는 것이기도 하다.

심장 중심 성격 vs. 뇌 중심 성격

스트레스를 받으면 설사, 편두통, 어깨 통증, 불면증 외에도 가슴 통증, 두근거림, 호흡 곤란이 생긴다. 이런 증상은 심장병에 취약하다는 신호이므로 더욱 심장 보호에 신경 써야 한다.

환자에게 "당신의 가슴 통증은 스트레스 때문입니다"라고 말했을 때 이런 대답을 들을 때가 많다.

"아무한테도 말을 못 해요."

"배부른 고민이라고 오히려 핀잔만 들어요."

"교수님께만 말할 수 있어요."

"결국 내가 문제인가 봐요."

이런 고해성사가 계속 이어지니 나로서도 해결책을 찾아야 했다.

스트레스는 더 이상 머릿속에 떠오르는 생각이 아니다. 우리 몸 전체를 야금야금 갉아먹고, 특히 심장을 말라 죽인다. 또한 스트레스는 온종일 과거나 미래에 매달리게 하는 힘이 있어 중요한 현재의 삶을 건강하게 살지 못하게 한다. 게다가 전염력도 강해서 정말 피해 막심이다.

대체로 스트레스는 내가 삶의 주도권을 쥐고 있지 못하다는 느낌에서 생긴다. 마음에 작은 창 하나라도 나 있다면 숨이 트일 텐데, 사방이 막혀 있다면 가슴이 죄일 수밖에 없다. 내게 남은 시간은 유한하다. 앞으로 무엇을 할지도 중요하지만, 지금 현재를 어떻게 느끼느냐가 더 중요하다. 그러니 우리는 마음에 작은 창이라도 하나 내야 한다.

관점에 따라 세상은 달리 보인다. 모든 출구는 어딘가로 들어가는 입구이기도 하다. 스트레스를 줄이기 위해서는 스트레스를 느끼는 상황을 재구성하고 관점을 바꾸는 기술을 배워야 한다. 세상을 보는 관점은 심장 건강에 고스란히 영향을 끼친다. 모든 것이 마음먹기에 달렸고, 심장은 더욱 그렇다. 결국 낙관적인 관점을 가져야 심장도 건강해진다. 그러기 위해 뇌 중심과 심장 중심의 성격 차이를 이해하면 도움이 된다.

뇌 중심 성격

뇌 중심의 성격을 가진 사람은 '사고의 기능' 즉 비교와 분석을 사용해 세상을 보고 해석한다. 이들은 정보를 수집하고 분류하고 계획을 세우는 것을 좋아한다. 자신의 머릿속에서 생각할 시간과 공간이 필요하기 때문에 사람들과 떨어져 있으려고 한다. 이들은 사람들이 자신의 공간을 허용해주고 지나치게 가까이 오지 않을 때 오히려 존중받는다고 느낀다. 무엇이든 머리로 이해되어야 행동할 수 있기 때문에 의사 결정을 할 때도 논리적 근거를 바탕으로 객관적이고 냉정하게 말하는 편이다.

이런 사람이 스트레스를 받으면 대체로 '아이고 골치야'라며 머리에 손이 가고, 혼자만의 공간에서 휴식하며, 공동체에서 한 걸음 물러나거나 그룹 안에서 피난처를 찾는다. 주로 잠으로 스트레스를 푸는 편이다. 자신의 의견이 권위자와 자기가 속한 단체에서 받아들여질 수 있는지에 마음 쓰지만 감정에 영향을 받지 않는다.

심장 중심 성격

반면에 심장 중심의 성격을 가진 사람은 '속상해 죽겠어', '가슴이 아파', '가슴이 답답해 죽겠어'라는 표현을 즐겨 쓴다. 화가 나거나 억울한 일을 당했을 때 혼자 생각하거나 정리하기보다 친구를 만나거나 전화로라도 억울한 마음을 이야기해야 마음이 풀린다. 속상한 일이 생겼을 때 누군가가 눈을 맞춰주고 '그러네', '맞아 맞아' 하며 귀 기울여주지 않거나 수다를 떨지 못하면 화병이 생길 수 있다.

이들에게 중요한 것은 분위기다. 분위기가 맞지 않으면 일도 안 되고, 말도 못 꺼내고, 사람들과 교류도 못 한다. 타인의 감정을 잘 이해하고 그에 맞추어 응대를 잘해주기 때문에 다른 사람들도 나에게 그렇게 대해주기를 바란다. 반면에 누군가가 자신에게 상처 주는 말을 하면 심장형들은 '삶의 뿌리가 흔들리는 고통'을 느끼고 가슴에 담아 혼자 괴로워한다.

이들은 감성 충만하기 때문에 일 중심이 아닌, 사람 중심의 네트워크를 중요시한다. 이른바 휴먼네트워크다. 타인에게 어떤 이미지로 남는가에 대해 항상 주의 깊게 고려하므로 다른 사람의 감정을 이해하려 한다. 또한 본인의 감정 역시 존중받기를 바라고 인간관계 속에서 자신의 존재가치와 보람을 느낀다.

사람과의 관계가 중요하기 때문에 이를 통해 새로운 일, 새로운 사람, 또 다른 무엇이 이뤄지기를 바란다. 자신의 이미지 관리도 잘하고, 공감 능력이 뛰어나 감성이 결핍된 회사나 조직 내에서 다른 사람들의 안식처가 되기도 한다. 이들에게 지나간 과거는 이미 흘려 보내버린 의미 없는 시간이 아니라 끊임없이 꺼내 보며 회상하고 추억에 젖게 하는 보물상자다.

이렇듯 너무나 다른 사람들이 섞여 사는 세상 속에서 서로가 서로를 조금씩만 알고 이해한다면, 의도치 않은 오해로 초래되는 '다름'의 결과가 조금은 따뜻하게 변해가지 않을까?

혹시 지금 사회생활을 하는 데 지쳐 있거나 무기력을 느끼고 있다면, 내 삶의 주도권을 뇌가 아닌 심장에게 줘보자. 열정을 느끼는, 다시 가슴을 설레게 하는 일을 찾고 심장을 내 삶의 중심에 두고 살면 더욱 행복한 삶이 될 것이다.

뇌와 심장의 공동 작업, 마음

알다가도 모를 '마음'이라는 것은 뇌와 심장의 긴밀한 공동 작업으로 만들어진다.

"내 이야기를 귀 기울여 들어줄 사람이 없어요."

"누군가에게 내 감정을 표현한다는 것이 두려워요."

"주위에 사람은 많지만 항상 외로움을 느껴요."

"다른 사람들과 한참 이야기를 하고 나도 공허해요. 마음 한구석이."

"바쁘게 사는데도 의미가 없고 심심해요."

외로움과 공허함, 무관심과 무감동을 호소하는 젊은 사람들이 적지 않다. 나이 든 사람들의 특징인 고립감과 무력감을 청춘들이 느끼고 있는 이유는 무엇일까?

공동체 생활에 익숙하지 않은 성장 과정, 서로가 도움을 주고받지 않는 나 홀로 문화, 바쁜 일상 속에서 사라져가는 감정의 교류, 그리고 사람을 직접 만나지 않는 습관 때문이 아닐까 하는 생각을 해본다. 인간은 사회적 동물이기에 고립감은 엄청난 스트레스로 다가온다. 동물 실험에서도 스트레스 모델을 만드는 방법이 바로 '무리로부터의 고립'이다.

지속된 스트레스를 받은 뇌는 비관주의, 두려움, 우울감, 도피 등에 빠진다. 이를 극복하기 위해 현재 의학은 신경전달 물질을 조절하는 약물 치료와 인지 치료를 한다. 그런데 이미 스트레스에 만성화된 뇌는 코르티솔이 과도하게 분비되고, 이를 분비하는 편도가 기억을 담당하는 해마를 장악해 인지력이 쇠퇴한다.

그러면 이성적으로 사고할 능력이 결여된 상태에서 무언가를 더 생각해서 극복하라는 요구는 더 큰 스트레스가 된다. 또한 저장해놓은 기억과 현재의 상황을 구별하는 능력도 상실된다. 결국 뇌는 무엇이든 피하거나, 유아적인 정서로 퇴보하거나, 두려운 마음에 공격성을 보인다. 수동적 공격성, 공포심을 억제하려는 강박, 전반적인 유연성의 결핍은 신경전달 물질 중 하나인 에피네프린을 분비해 교감신경을 자극하고 심장이 빠르게 뛰게 하여 가슴을 아프게 만든다.

마음챙김을 통한 치유

지난 3년 동안 가슴이 아픈 환자들과 '마음챙김 명상에 기반한 스트레스 이완 요법(Mindfulness Based Stress Reduction, MBSR) 프로그램'을 해오고 있다. '마음챙김'은 현재의 나와 내 몸에 집중하는 수행법이다. 이를 통해 산만한 마음을 다스리고 평온한 상태에서 내면을 살피고 다스릴 수 있다.

존 카밧진 박사가 고안한 MBSR은 8주 프로그램으로 통증, 공황장애, 우울증, 심장병을 겪는 환자들의 스트레스 이완 치료로 인정받는다. 바디스캔, 호흡명상, 걷기명상 등으로 몸의 긴장을 풀고 마음 길들이기와 의도 정확히 알아차리기를 연습해 뇌가 스트레스에서 벗어나게 한다. 뇌는 변화할 수 있다는 '신경가소성' 이론에 입각한 훈련법으로, 자신이 가장 원하는 것에 집중하고 배우며 수행해 실현 가능성을 높이는 효과를 보인다.

MBSR을 운영하면서 환자들의 변화가 천차만별이라는 것을 느꼈다. 인지 치료로 뇌를 훈련시키지만 대상자가 마음을 열지 않으면 치료 효과는 나타나지 않는다. 결국 심장(공감과 연민)이 함께 뛰어주어야 그들의 삶이 변화한다는 것을 알게 되었다. 공감 능력이 뛰어난 환자는 마음을 바로 열어 뇌의 훈련이 그대로 몸에 적용되었고, 결국 가슴 통증이 치유되었다. 같은 치료이지만 환자들의 반응은 다양하기만 했다.

뇌는 분리하고 획득하려는 속성을 가졌고 이를 통해 원하는 것을 만들어내는 능력이 있다. 하지만 그럴 만한 가치를 알려주고 연결하며 나누는 힘은 심장에 있다. 따라서 감정 조절이 되지 않고 심장이 병드는 화병을 치료하기 위해서는 뇌와 심장이 함께 일해야 한다. 그래야만 우리는 연민, 겸손, 친절, 진정성, 사랑, 용서 등의 가치를 품게 되고 비로소 마음의 문을 열게 된다.

나는 다른 사람이(주치의가) 스트레스를 해결해주고자 하는 연민의 힘을 믿는다. 누군가의 삶을 바꿀 수 있는 힘은 결국 '깨달음과 감동'이기 때문이다.

누군가가 나의 아픔에 관심을 가지고 그의 시간과 노력을 고스란히 공유해준다고 느끼면, 사람은 자신의 상처를 고치고자 스스로 노력하고 변화를 간절히 원하게 된다. 나와 타인에 대해 공감하는 담대한 심장은 우리 각자 마음의 상처뿐 아니라 주변 사람의 마음까지 치유하는 힘을 지녔다. 이것은 심장이 우리에게 주는 가장 큰 선물이다.

가슴이 아픈 당신, 이제는 삶의 방식이 심장과 활력에 어떤 영향을 미치는지 정확히 알고 고치려고 노력해야 한다. 누구보다 자신이 심장을 책임져야 하고 스스로 보살펴야 한다.

마음을 다스려야 심장이 편하다

40세 여성 환자가 '가슴이 싸하다'며 진료실을 찾았다. 이해가 될 듯 말 듯한 표현이라 영 애매하다.

"직업이 뭔가요?"

"초등학생들의 논술을 가르쳐요."

"잘되었네요. 그럼 가슴이 싸하다는 걸 학생들에게 설명하듯이 풀이해주세요."

"서늘한 기운이…… 심장 전체에 쫙 퍼져나가는 느낌이에요."

가슴이 아프다는 건 정말 다양한 방식으로 표현된다.

가슴이 콕콕 쑤시거나 저릿하다, 시리듯이 아프다, 쓰리다, 아리다, 한 대 맞은 듯이 얼얼하면서 뻐근하다, 못 박은 듯 아프다, 쪼이듯이 아프다, 고춧가루를 뿌린 듯 따갑다, 뜨거운 불기둥이 올라온다, 무언가가 치밀어 오르면서 아프다, 뭔가 걸려 있듯이 답답하고 한숨이 나온다, 누군가가 쫓아오듯이 불안하고 두근거린다, 응어리가 차는 것 같다, 쥐어짜듯이 아프다…….

이렇게도 다양한 흉통을 의과대학에서는 '쪼이듯이, 타는 듯이 아픈 가슴 통증'이라고 간단히 배웠다. 남성 환자들은 '가슴이 쪼이듯이 아프다' 정도로 증상을 설명하기도 하지만, 여성 환자들은 정말 화려한 언어들을 구사한다. 상대적으로 발달된 여성의 언어나 자율신경계 때문일 수도 있다. 그런데 중요한 것은 우리나라 환자들의 다양한 증상을 표현하기에는 서양의학의 지식이 한정되어 있다는 것이다. 의학은 자연과학의 하나로, 경험을 통해 얻은 정보를 계속 검증하는 과정을 거치며, 언제든지 새로운 증명에 의해 변화할 수 있다. 어느 날 총 맞은 것처럼 아픈 심장에 대한 이야기를 '조기화병'에 대한 심장내과 전문의의 시각으로 풀어나가고자 하다가, 문득 이 오래된 향토병의 역사가 궁금해졌다.

보통 의학에서는 서양의학의 역사가 더 부각된다. 하지만 우리가 지금 보고 있는 환자들은 오천년 역사를 지닌 우리 민족의 후예

들이고 그 아픔이 선조들이 호소한 증상들과 다를 바 없을 것이다. 과연 400년 전에는 심장병을 어떤 식으로 해석했을까? 당시의 의학에 대한 기록이 담긴 『동의보감』을 살펴보자.

'심장은 군주의 자리로서 신명이 여기서 나온다.'

오장육부의 주인인 심장은 스스로의 역할에 충실하지 못하면 바로 목숨이 위태로워진다. 여기서 심이란 마음(mind), 혼(soul), 정신(mental)을 아우른 개념이다. 서양의학에서 뇌의 전기적 신호나 대뇌의 활동이라 해석한 것이 우리 선조들은 심장에 있다고 보았다.

'도(道)로써 병을 다스린다.'

'옛날의 신성한 의사들은 능히 사람의 마음을 치료해서 질병이 나지 않게 예방했다. 하지만 지금의(17세기) 의사들은 단지 사람의 질병만 치료할 줄 알지 사람의 마음을 치료할 줄 모른다.'

400년 전에 이미 우리는 예방 의학적 차원에서 마음 다스림을 강조했다. 마음은 심장에 있으므로 심장을 다스려 병을 예방하고 치료한다는 것이다.

'심장은 정신을 저장해 한 몸의 군주가 되어 일곱 가지 정(기쁨, 노여움, 근심, 생각, 슬픔, 놀람, 두려움)을 통솔하고 온갖 일을 다 맡는다.'

'경계와 정충, 의학강목에서 말하길 경이란 심장이 갑자기 놀라서 안정되지 않는 것이고 계란 심장이 두근거리고 두려워 놀라는 것이다. 정충이란 가슴이 두근거리면서 불안해하며 마치 누가 잡으러 오는 것처럼 두려워하는 것이다. 대개 부귀에 급급해하거나 빈천한 것을 섭섭하게 생각하는 것처럼, 소원을 이루지 못해서 생기는 것이다.'

이는 서양의학의 불안증, 공황장애와 같은 증상을 설명한다. '자라 보고 놀란 가슴 솥뚜껑 보고 놀란다'와 일맥상통한 내용이다. 동양의학에서 심장은 불같은 성격의 군주로 묘사되고 느낀 대로 즉각적으로 반응한다. 심장이 놀라 날뛴 후 쉽게 진정되지 않고 계속 두근거리면, 놀랍거나 무섭거나 두렵거나 분노한다는 의미다.

심장을 다스려 병을 예방한다

심장에 스트레스가 뭉쳐서 풀리지 않고 가득 쌓여서 울증이 생기는 것이 결국 화병이 된다. 이 경우 서양의학에서도 명상과 기쁨으로 몸과 마음을 이완시키고 휴식과 안정을 통해 풀어줘야 한다고 본다. 『동의보감』에서 치료로 제시한 '상법치경'은 면역치료로 흔히 쓰이는 방법으로 유사한 사건에 가볍게 반복적으로 노출시켜 반응을 무디게 만드는 법, 즉 감정에 굳은 살 배기기다.

'감정으로 감정을 치료한다. 너무 성을 내면 간이 상하므로 슬픔으로 성내는 것을 억눌러야 한다. 너무 기뻐하면 심장이 상하므로 두려움으로 기뻐하는 것을 억눌러야 한다. 너무 생각하면 비장이 상하므로 성내는 것으로 생각하는 것을 억눌러야 한다. 너무 근심하면 폐가 상하므로 기쁨으로 근심을 억눌러야 한다. 너무 두려워하면 신장이 상하므로 생각하는 것으로 두려움을 억눌러야 한다.'

참 재미있다. 감정도 역시 모든 자연의 이치처럼 '과유불급'이다. 그런데 감정으로 감정을 치료한다는 아이디어는 재미있지만 상당히 과학적이기도 하다.

화가 나면 이를 가라앉히기 위해 슬퍼해야 정상적인 뇌 기능의 사이클이 완성된다. 너무 기쁜 감정을 제어하는 것은 약간의 불확실성과 두려움이다. 생각이 너무 많은 것도 병인데 이런 경우에는 적당히 화를 표현하는 것이 도움이 된다. 근심 걱정이 지속되면 조그마한 일에도 기뻐해보고, 두려우면 왜 두려운지 알아차려 보는 것이 도움이 된다. 마음챙김에 기반한 스트레스 이완 요법인 MBSR의 이론과 통하기도 한다.

『동의보감』에서도 '음'에 속한 여자는 기가 잘 발산되지 않아 고이고 뭉쳐 히스테리나 화병이 잘 생긴다고 한다. 여자는 혈로 이루어진 생명체이기에 혈을 고르게 해서 기를 흩어지게 하라고 한다. 이들의 혈액 순환을 도와 뭉친 기운을 흩어지게 할 방법은 다양하다. 매운 것 먹기, 뜨거운 물에 몸 담그기, 벽 보고 고함 지르기, 땀 흘리며 운동하거나 춤추기, 좋아하는 음악 듣기, 독서, 그리고 명상. 당신에게 맞는 방법이 있을 것이다.

결국『동의보감』은 지금 우리가 중요시하는 감성지능에 속한 마음, 감정, 정신을 심장이 다스린다고 보았고, 심장을 다스려 병을 예방한다고 했다. 물질만능과 인공지능 시대에 인류가 키워나가야 할 것은 심장 중심의 '감성지능'이라는 말이다. 참 신기하다. 400년이 지난 지금, 서양의학을 공부하고 IT 기술을 기반으로 한 융합의료 기술을 발전시키고 있는 심장내과 의사가『동의보감』이 바라본 '심장학'에 깊이 공감하고 있다.

심장은 보통 주먹만 한 크기이고 무게는 250~300g정도다. 이 조그만 근육통이 무려 지구 두 바퀴에 해당하는 총 96,600km의 혈관으로 하루에 10만 번 이상 쉬지 않고 혈액을 보내 우리가 살아 있도록 한다. 군주의 위치에 있음에도 불구하고 열심히 최선을 다해 머리부터 발끝까지 묵묵히 혈액을 순환시킨다. 받아들인 정보들을 논리적으로 분석하고 생산해 각 신경계와 일방적인 소통을 하는 뇌와 달리, 우리의 심장은 성격이 급해 흥분도 잘하고 화도 잘 내지만 직접 쉬지 않고 움직이면서 스스로 삶을 만들어낸다.

삶의 중심을 뇌에서 심장으로

내 삶의 군주인 심장을 편안하게 하기 위해서는 적절한 방어기제를 써 불편한 감정을 조절해야 한다. 그런데 어떤 사람들은 스트레스를 받으면 퇴행하는 방어기제를 쓴다. 방어기제는 다음과 같이 다양한 모습으로 나타난다. 혹시 나도 이용하고 있는 방어기제가 있는지 살펴보자.

1. **행동화**: 대화로 소통해야 할 고통스러운 감정을 생각 없이 바로 행동으로 옮기는 것. 나와 타인에게 모두 상처를 줄

수 있다.

2. **수동적 공격**: 싫어하는 상대에게 대놓고 공격을 하지 못하고 자신의 손해를 감수하면서도 상대에게 최대한 손해를 끼치는, 감당할 수 있는 공격성의 표현이다.
3. **격리**: 부정하고 싶은 현실에서 도피해 슬픈 감정을 숨기고 태연한 척, 스스로 혼자 있기를 청하는 기전이다. 잠을 자거나 혼자 생각에 빠지기도 하는데 심해지면 어린아이처럼 퇴행하기도 한다. 즉 현재의 고통스러운 나에서 과거의 어린 나로 돌아가 엄마가 주던 편안함을 찾으려고 한다. 이는 일시적 도피는 될 수 있으나 길게 가면 인간관계에 큰 문제가 생긴다. 부딪칠 때는 부딪치고 울고 싶을 때는 울어야 한다.
4. **투사**: 내가 화났는데 다른 사람이 나에게 화났다고 생각하는 방식이다. 내 잘못을 타인의 잘못으로 돌려서 내 마음을 편안하게 하려고 하기도 한다. 심한 경우 내가 가진 망상을 남에게 뒤집어씌워 고통을 피하고자 한다.
5. **막강함**: 세상을 내 마음대로 바꿀 수 있다고 믿는 어린아이와 같은 허세다. 이 뒤에는 자신의 약점, 한계를 감추고 상처를 받지 않으려는 무의식적 노력이 숨어 있다.

6. **부정**: 진실을 받아들이고 인정하는 것이 너무도 고통스러워 무의식적으로 강한 부정을 하는 것이다. 암환자들이 처음 진단받을 때 쓰는 심리기제다.
7. **분리**: 세상을 흑백으로 나누어 구분한다. 나쁜 사람과 좋은 사람이 절대로 통합되지 않는다. 어릴 때 좋은 엄마와 나쁜 엄마에 대한 분리된 인식이 지속되어 통합된 시선을 가지지 못한 경우가 많다. 커서도 대인 관계가 유지되지 못한다. 마음속에서 지킬 박사와 하이드 씨가 싸우며 고민과 혼동에 빠진다.
8. **왜곡**: 원하는 욕구를 만족시키기 위해 외부세계를 원하는 대로 꾸며 생각한다. 스토커들이 겪는 심리기제다.
9. **전치**: '종로에서 뺨 맞고 한강에서 눈 흘긴다'로, 내가 느끼는 분노를 꾹꾹 참고 있다가 엉뚱한 데에서 짜증내거나 폭발하는 방식이다.
10. **해리**: 기억하면 너무 고통스러운 나와의 연결을 끊는 것이다. 즉 부분적 기억 상실로 스스로를 지키는 것이다.
11. **반동형성**: 받아들이기 힘든 극한의 미움과 무서움을 극복하기 위해 반대로 강하게 행동하는 것이다. 사랑으로 나타나기도 한다. 얻어맞는 아내가 때리는 남편을 떠나지 못하

거나, 1973년 무장 은행강도 사건의 인질들이 범인을 옹호한 스톡홀름 증후군을 예로 들 수 있다.

*출처: 정도언, 『프로이트의 의자』, 인플루엔셜

내 마음의 진실을 알려면 내가 어떤 방어기제를 쓰고 있는지 알아야 한다. 스스로 마음을 편하게 하려고 어떻게 방어해왔는지 알면 내가 무엇에 고통스러워하는지 알 수 있다. 그러면 더욱 성숙된 방법으로 스스로를 잘 지킬 수 있다.

심장은 아픈 만큼 성장한다

당신은 예상치 못했던 나쁜 소식에 스트레스를 받는다. 심장이 쿵쾅쿵쾅 뛰고 호흡도 빨라지면서 식은땀도 좀 날 것이다. 우리는 이러한 신체적 변화를 불안으로 여기거나 스트레스와 압박에 잘 대처하지 못하는 신호라고 해석한다. 나에게 일어난 일에 분노감도 들고 좌절감도 느낀다.

스트레스에 대한 접근법을 다시 생각하게 만든 연구가 있다. 8년간 미국 성인 3만 명을 대상으로 두 가지 질문을 했다.

"지난해에 당신은 스트레스를 얼마나 경험하셨습니까?"

"당신은 스트레스가 건강에 해롭다고 믿으시나요?"

그런 다음 연구자들은 연구 대상자들을 꾸준히 관찰해 그들 중 죽은 사람이 있는지 공식 사망 기록을 통해 확인했다. 그 결과, 1년 전 많은 스트레스를 겪은 사람이 그다음 해 사망할 위험성이 그렇지 않은 사람보다 43% 더 높게 나왔다. 그런데 놀랍게도 그건 스트레스가 건강에 해롭다고 믿는 사람에게만 해당되었다. 많은 스트레스를 경험했지만 스트레스가 해롭다고 생각하지 않은 사람들은 사망과 관련이 적었다. 오히려 그들은 이 연구에서 사망 확률이 가장 낮았다. 거의 스트레스를 받지 않은 사람들을 포함해서 말이다.

이를 토대로 죽음을 추적해온 8년이 넘는 기간 동안 18만 2,000명의 미국인이 너무 이른 시기에 사망했는데 스트레스 때문이 아니라 스트레스가 본인에게 나쁘다는 믿음 때문이었다고 추정했다.

그렇다면 스트레스에 의한 심장의 반응이 스스로 어려움에 맞서고자 싸우는 긍정적 면역체계라고 여긴다면 어떤 일이 벌어질까?

하버드 대학에서 수행한 실험이 있다. 사회적 스트레스 테스트를 거치기 전에 스트레스 반응이 유익하다고 배운 참가자들은 스트레스 상황에서 심장은 여전히 쿵쾅거렸지만 스트레스는 덜 받았고 덜 긴장했으며 자신감을 더 가졌다. 더 놀라운 것은 전형적인 스트레스 반응에서 수축했던 혈관이 즐거움과 용기의 순간에 반응하듯이 이완되었다는 사실이다. 스트레스 받는 일의 연속인 인생에서 이 생물학적 변화 하나가 50세에 스트레스로 인한 심장마비를 맞는 사람과 90세까지 건강하게 사는 사람의 차이일 수 있다. 이 새로운 '스트레스의 과학'이 밝혀낸 것은 스트레스 자체보다 스트레스를 어떻게 생각하느냐가 중요하다는 것이다.

스트레스를 받으면 뇌하수체에서 아드레날린을 분비해 불안하게 만들고 온몸이 초긴장 상태가 된다. 그러면 친밀한 관계를 강화하고 공감능력을 올리는 '포옹 호르몬'인 옥시토신이 분비된다. 스트레스 반응으로 옥시토신이 분비되면 나를 지지해줄 대상을 찾도록 자극하고, 또한 다른 사람을 기꺼이 돕고 지지하도록 만들기도 한다.

즉 옥시토신은 스트레스의 자연 치료제다. 옥시토신은 스트레스를 받는 동안 혈관의 이완을 돕는데, 무엇보다 심장이 옥시토신을 위한 수용체를 가지고 있다. 옥시토신은 스트레스로 인해 손상된 심장세포가 재생되고 치유되도록 도와 심장을 더 강하게 만든다. 그리고 더욱 멋진 것은 이러한 이점이 사회적 접촉과 사회적 지지에 의해 강화된다는 점이다. 그래서 만약 당신이 스트레스를 받는 타인에게 다가가 도우려고 하면 옥시토신이 더 방출돼 오히려 자신의 스트레스에서 더 빠르게 회복한다.

즉 심장은 스트레스를 받으면 스스로 치유하는 능력이 있으며, 내가 힘들 때 다른 이의 심장을 필요로 한다. 또한 내 심장 또한 다른 힘든 심장에게 다가간다. 사람의 심장은 서로를 보듬으며 스트레스를 극복하도록 돕는다. 이것이 스트레스를 탄력적으로 극복하게 하는 주요 메커니즘, 즉 인간관계다.

연민이 우리를 구한다

피할 수 없으면 즐겨야 한다. 힘들 때마다 나를 다시 일으켜 세운 것은 설렘과 호기심이었다. 내가 가진 에너지를 마음껏 발산할 때 어느새 나 자신도 알지 못했던 다채로운 나를 발견하고 행복해진다. 마음에서 우러나는 아드레날린, 열정은 사람과 일 그리고 세상을 대하는 나의 태도를 바꿔놓을 수 있다. 열정은 자신의 삶을 더욱 사랑하게 만들기도 한다.

뇌가 시키는 복잡한 생각을 곱씹는 고통에서 벗어나 심장이 느끼는 대로 소신 있게 행동할 때 스트레스에 대한 당신의 경험을 바꿀 수 있다. 바로 지금, 스트레스를 받고 있는 사람들에게 마음으로 다가가 함께 즐거움과 의미를 찾는 연민의 마음이 당신의 심장을 치유할 것이다.

쿵쾅거리는 심장은 어떠한 경우에도 당신에게 힘과 에너지를 주기 위해 열심히 일함으로써 자신을 믿으라고 말하는 것이다. 내일은 항상 다른 하루고, 힘든 도전에 홀로 맞서는 게 아님을 기억해 달라고 심장은 지금도 말하고 있다.

심장을 놀라게 하지 말고 놀게 하라: 엑서하트

심장이 아플 때 결국 나를 구할 수 있는 것은 내 심장의 해방감이다. 즉 쿨하게 '인생 뭐 별 거 있어? 내 인생 내 거고, 그 사람 인생 그 사람 것인데'라고 생각할 수 있어야 한다.

우리나라는 함께하는 문화가 강하다. 그래서 때로는 전 국민이 합심해 무서운 단결력과 추진력을 발휘한다. IMF 사태 때는 내 일처럼 금을 팔고, 정치가 혼탁해졌을 때는 촛불집회로 하나가 돼 국정을 논하는 등 한마음 한뜻이 될 수 있었다.

그런데 내가 개인으로서 집단의 눈총을 받게 되면 그만큼 힘든 일도 없다. 우리 사회에서는 일단 SNS나 매스컴의 공격 대상이 되면 정말 괴로워진다. 해명을 하기 전에 걷잡을 수 없게 된다. 게다가 아직 군대문화가 잠재되어 있어 위계에 의한 긴장과 피로가 학습된 무기력을 만들어낸다.

이는 가정에서도 벌어지는 현상이다. 우리 사회에는 마땅히 해야 할 역할극이 존재한다. 즉 아이들은 공부를 열심히 해야 하고, 여자는 가사와 육아를 똑 소리 나게 해야 하고, 남자는 가장으로서 경제적 책임을 져야 한다. 나아가 며느리로서의 역할, 아내로서의 역할, 남편의 역할, 자식의 도리를 지켜야 한다.

조직과 가족 안에서 주어진 역할을 제대로 못 하면 비난을 피할 수 없다. 결국 나에 대한 타인의 평가에 민감해질 수밖에 없다. 우리는 항상 시험을 치는 입장으로 '정답'을 찾는 사회에 살고 있다. 정답에서 벗어나는 가치와 행동에 대한 불안감이 늘 있다. 이런 모든 긴장과 불안은 이 메시지를 피하기 위한 것이다.

'경로를 이탈하였습니다.'

평가받기 위해 사는 인생. 그럴수록 내 심장은 지치고 불안하고 화가 난다. 남을 의식할수록 긴장하고 위축되며 질투심이 난다. 그렇다고 포기할 용기도 나지 않는다. 타인이 기준이 되면 성과 위주의 물질만능주의에 빠지기 쉽다. 돈이 최고의 목표가 되면 주위 사람에 대한 배려가 약해진다.

그런데 여기서 딜레마가 생긴다. 사랑보다 돈을 중요하게 여길수록 행복도는 낮아진다. 사람은 사람 없이 행복할 수 없다. 사람과 함께하기 위해서가 아니라 사람 위에 서기 위해 돈을 벌면 결국 옆에 사람이 없게 된다.

인류가 진화하는 과정에서 살아남기 위해 타인의 보호와 도움이 절대적이었고, 타인은 나의 결핍을 메워주는 존재였다. 그런데 타인을 의식하는 삶에서는 '즐거움과 편안함을 주는, 가끔은 나를 발전시켜주는 충고와 논쟁을 즐길 수 있는 사람과의 만남'이 어렵다. 다만 본인의 행복인 승진, 성과, 돈 등을 놓고 서로가 다투는 경쟁자로 생각하다 보면 타인에 대한 불신과 스트레스가 쌓일 수밖에 없다. 항상 비교하게 되고 타인을 헐뜯거나 무너뜨리고 싶은 적개심과 경계심을 가지게 되는 것이다. 점점 마음속에는 불안한 미래와 현재 상황에 대한 분노가 커간다. 급기야 심장이 쪼이듯 아프고, 한 대 맞은 듯 얼얼한 조기화병이 생긴다.

반면 '내 인생의 주인은 나'이고, 내가 만족하면 되었다는 심리적 해방감은 내 심장을 편안하게 한다. 내가 당당하고 자신에게 꿀리는 것이 없으면 그 자체로 멋있는 삶이다. 그래야 다른 사람들에게 진심으로 공감하고, 조건 없이 돕는 행복감을 전파할 수 있다.

양철나무꾼에게 행복한 심장을

진료실을 찾는 환자들 중에 조기화병 증상을 겪는 사람들이 늘고 있다. 의사로서 그들에게 어떤 도움을 줄 수 있는지 늘 고민해왔다. 과연 어떤 치료를 해야 환자들의 고통에 공감하고 도움을 줄까?

단순히 약의 처방만으로는 완전하지 않다. 그에 더해 운동처방과 스트레스 관리를 설명해줄 필요가 있다. 그래서 나는 '만성질환의 생활 습관 관리 시스템 구축'을 위한 법인을 설립하고 이 길에 도전하고 있다.

그 일환으로 엑서하트(Exer-Heart)라는 게임형 스마트 운동처방 관리 시스템을 개발했고 한국형 스트레스 이완치료를 개발 중이다. '일상이 운동이 되다'와 '일상이 행복이 되다'라는 슬로건으로 많은 화병 환자들의 심장에 도움이 되기를 꿈꾸고 있다.

30대에는 환자를 진료하고 논문을 쓰는 데 대부분의 시간을 보냈다. 그런데 이 논문을 정말 필요한 환자들이 얼마나 보았을까?

내 경험과 노하우가 의사들만의 리그에만 공유된다면 아쉬운 일이다. 고통을 겪고 있는 환자에게 쓰이고 적용되게 하는 것도 의사의 소임일 것이다. 아파서 찾아오는 환자만 치료하는 '소의'를 넘어, 병이 생기기 전 예비 환자군의 심장을 치유하는 '중의'가 되고, 나아가 물질만능주의에 멍들어가는 30~40대의 심장을 즐겁게 뛰게 해주는 '대의'가 되고 싶다. 그리고 그 씨앗을 뿌려야 내가 원하는 꽃을 피울 수 있다는 것을 깨달았다. 그렇게 나는 '닥터 도로시'가 되었다.

『오즈의 마법사』에서 심장이 없는 양철나무꾼에게 행복한 심장을 찾아준 도로시처럼, 나도 환자들에게 행복한 심장을 선물하고 싶다. 이 땅의 많은 양철나무꾼들, 억압받고 상처받은 젊은이들의 심장이 더 이상 아프지 않고 맘껏 뛰어 앞으로의 긴 인생 동안 행복하기를 바란다. 그러기 위해 건강한 심장을 유지할 수 있는 멘토링을 해나갈 것이다.

화와 슬픔으로 아프고 두근거리는 심장이 편해지는 닥터 도로시의 처방은 타협할 수 있는 유연성을 키우고, 롤모델을 만들어 따라 하고, 조금씩 변화를 시도하는 것이다.

chapter 3
심장이 행복한 습관

고장 난 심장 튼튼하게 만들기
10계명

    이제 우리는 심장을 편안하고 즐겁게 만들어야 한다. 자, 멍든 심장을 튼튼하게 만들어보자. 지금부터 사랑하는 내 심장을 돌보는 첫걸음을 떼어보자. 그러기 위해서는 게으름의 타성과 싸워야 하고 막연한 두려움에 맞설 용기가 필요하다.

    지금까지 우리는 누군가가 만들어놓은 목표에 따라 행동하고 보장받는 데 익숙해져 있었다. 불확실한 미래나 고통을 피하는 데서 안전함을 느꼈던 것이다. 이런 상황에서 우리의 심장은 점점 약해지고 있다. 여기 심장을 위한 10가지 조언을 담았다.

1. 남을 의식하기보다 가장 소중한 내 심장이 하는 이야기에 귀 기울이자.
2. 심장의 면역력을 높이기 위해 실패와 변화를 두려워하지 말고 직접 부딪쳐 해결해보자.
3. 내 가치를 높이기 위해 심리적 독립심을 유지하자.
4. 나의 선택과 내 시간에 책임을 지자.
5. 대립되는 요구, 책임, 목표 사이에서 중심을 잡고 융통성 있게 타협해나가자. 상대방을 편안하게 해주는 것과 더불어 서로의 발전을 위해 필요하다면 고통스러워도 논쟁하고, 맞서 싸우고, 몰아대고, 밀고 당기자.
6. 필요하다고 판단되면 내가 가진 것을 포기할 수 있는 용기를 가지자.
7. 발전과 진화를 위해 닮고 싶은 롤모델을 따라 하자.
8. 생각과 마음을 나눠 공감을 형성하고 정서를 효과적으로 끌어내 모으는 과정인 하트스토밍을 이용하자.
9. 익숙하지 않은 미래의 가치를 위해 조금씩 여러 번 도약하면서 심장이 뛰게 하자.
10. 스스로를 있는 그대로 진실하게 보고 심장이 즐겁게 뛰어놀게 하자.

내 운명을 바꾸는 작은 시도

내가 세상을 바꿀 수는 없다. 하지만 적어도 나의 운명을 바꿀 수는 있다. 어떻게 바꾸냐고? 무의식적으로 반복되는 내 성격 패턴을 파악해 스스로 치유력을 키우는 것이다. 과거의 경험으로 만들어져 굳어진 편견, 방어기제, 성격이 무의식적으로 반복되어 나타나는 나. 이를 운명으로 받아들이고 있는 현재의 나. 그래도 살면서 겪는 일에 일희일비하지 않고 조금씩 생각과 행동을 바꾸어나가면 미래의 나는 달라질 수 있다.

기억하자. 빵빵한 고무풍선에서 바람을 빼는 것은 커다란 망치가 아니라 가늘고 작은 바늘의 끝이다. 아주 작게라도 시작하면 된다. 단, 끝까지 포기하지 말아야 한다.

자, 지금부터 하나씩 마음을 바꿔보자. 프로이트는 이렇게 말했다. "인류 문명이 최초로 시작된 것은 화난 사람이 돌 대신에 단어를 던지면서부터다."

누가 내 가치를 짓밟은 느낌에서 화는 터져나온다. 분노는 어떻게 표출하는가가 정말 중요하다. 지금 우리에게 필요한 것은 무의식에서 올라오는 분노를 평소에도 잘 다룰 수 있는 방법을 훈련하는 일이다.

말과 행동에 집중하기

이제, 심장을 위한 하트 레시피를 소개하겠다.

화가 난 당신은 심장 박동이 빨라진다. 일단 심호흡으로 화를 마음 안으로 끌어안는다. 그런 다음 화를 낼 가치가 있는지 생각해보자. 가치가 있다고? 그렇다면 상대방의 말이나 행동이 내 안의 무엇을 건드렸을까?

자, 이제 단계적으로 대화를 시작한다. 이런 식으로 스스로 대화해볼 수 있다.

'내 마음이 불편해졌습니다.'

'당신의 이런 행동과 말이 내 마음에 걸립니다.'

여기서 중요한 것은 나를 화나게 한 사람에게 화를 직접 표현하되, 화를 나게 한 말과 행동에만 초점을 맞추어야 한다는 점이다.

그리고 잊지 말자. 스스로를 사랑하는 마음이 강하다면 상처가 잘 생기지도 않으며 빨리 아물기도 한다. 따라서 평소에 작은 성공을 이루면서 조금씩 내 자존감과 자신감을 쌓아놓으면 화가 날 일이 줄어든다. 다른 사람의 인생은 그들의 몫일 뿐이다.

좌절을 겪고 다시 일어나는 힘은 새옹지마와 같다. 좋은 일이 생기면 좋고, 나쁜 일은 내 삶의 면역력을 길러주는 예방주사라서 좋다고 생각하는 긍정적인 사고를 연습해야 한다. 내 마음의 균형을 잃게 하는 중대한 감정이 시기와 질투다. 모두 비교라는 불행의 씨앗에서 시작된다.

"시샘이란 내가 가진 것이 아닌 다른 사람이 가진 것을 세는 기술이다"라고 헤럴드 코핀은 말했다. "내가 이룬 성공 속에는 늘 나와 제일 친한 친구들조차 언짢아 할 그 무엇이 있다"고 마크 트웨인 역시 말했다.

대한민국을 병들어가게 하고 있는 '상대적 빈곤감'은 나보다 더 가진 자에 대한 시기와 질투에서 시작된 비뚤어진 열등감이다. 특히 숨 가쁘게 뛰는 직장에서 시기심은 늘 우리 안에서 작동한다. 현대인은 자기애가 강하다. 남이 나를 피곤하게 하면 그 사람의 성격을 탓한다. 하지만 내가 남을 피곤하게 하는 것은 이해받을 것이라고 기대한다. 그래서 구태여 힘들게 남을 이해하려 하지 않는다. 그렇게 직장 안에서 시기와 질투는 갈등을 만들어낸다. 더욱이 남녀가 경쟁하는 경우에는 참 힘든 싸움이 벌어진다.

두 번째 하트 레시피는 다음과 같다.

더 이상 나와 다른 사람을 비교하지 말자. 시샘보다는 '동일화'를 사용해야 한다. 부럽다면 나 스스로 그렇게 되도록 배우고 노력해보자. 그러기는 힘들다고? 그렇다면 쿨하게 외치자.

"통과!"

내 심장의 소리에 더 귀 기울이자. 남이 가진 것을 보고 내 마음의 균형을 깰 필요는 없다. 나의 비교 대상은 어제의 나일 뿐이다. 스스로를 인정하고 자존감을 높여가는 편이 훨씬 경제적인 방법이다.

불안한 당신을 위한 하트 레시피

　불안의 어원인 라틴어 'angere'는 '목을 조르다'라는 뜻이다. 막연하게 느끼는 질식감으로 머리가 어지럽고, 심장이 쾅쾅 뛰고, 가슴이 답답하고 속이 메스껍고 토할 것 같다. 불안은 마음의 갈등에서 오는 내 심장의 열이다. 열은 내 몸속에 이물질이 들어왔을 때 나의 면역력이 싸움 반응을 해 생기는 정상적인 현상이다. 억지로 없애는 것이 치료가 아니고 원인을 없애야 한다.
　마찬가지로 불안은 스트레스에 대한 내 마음의 싸움 신호다. 뭔가 불편한 갈등이 일어나고 있다는 경고 메시지를 찬찬히 들여다

보고 원인을 밝혀야 한다.

확실하지 않을 때, 소중한 무언가를 잃을 것 같을 때, 삶이 허망하고 자존감이 낮아질 때 불안이 찾아온다. 나치 시절 유태인 집단수용소의 생존자인 정신분석학자 빅터 프랭클은 삶의 의미를 아는 것이 최악의 환경에서도 살아남을 수 있는 방법이며, 고통받는 삶이야말로 내 존재의 의미를 알 수 있는 기회라고 했다. 따라서 불안은 나를 움직이게 하는 원동력이자 내 삶의 의미를 깨달으라고 나에게 던져진 화두다.

불안하면 문제를 해결하기 위해 걱정을 한다. 여기서 좋은 소식은 걱정하는 일은 대부분 일어나지 않는다는 것이고, 나쁜 소식은 지나친 걱정이 이성적 판단 능력을 마비시켜 우유부단하게 만들고 자신을 갉아먹는다는 것이다.

불안한 감정에 대처하는 하트 레시피

1. 정말로 걱정이 되는 일이 있으면 행동함으로써 확인해보자. 사실이든, 아니든 상황이 확실해지면 불안은 바로 사라진다.

2. 매일 10분간 걱정 일기를 적어보자. 머릿속 걱정거리를 글로 적다 보면 해결책이 생기고 걱정의 정체가 밝혀진다.
3. 아무리 노력해도 내가 해결할 수 없는 걱정은 방어기제를 사용해 머릿속에서 지우자.

요즘 많은 젊은 환자들이 심장이 빨리 뛰고 가슴이 조여와 숨이 제대로 안 쉬어진다며 응급실로 온다. 이는 머리 속 스트레스 관리 시스템이 고장 나서 생기는 현상이다. 불안이 시작되면 마음이 불편해지고 심장이 빨리 뛰는 반응에 다시 과민반응을 일으켜 두려움이 생긴다. 그러면 심장은 더 빨리 뛰는 악순환이 나타나 숨이 막혀 죽을 것 같은 공포가 생긴다. 이것이 공황발작이다.

그런데 사실 공황발작으로는 결코 죽지 않는다. 단지 머릿속 상상이 불안을 만들고 여기에 심장이 격하게 반응하는 것이다.

공황발작에 대처하는 하트 레시피

1. 평소에 4-7-8 호흡법을 연습해두자. 4초간 숨을 들이마시고 7초간 멈추고 8초간 내쉬는 호흡법이다. 발작이 오면

숨을 최대한 내쉬어야 한다. 일단 숨을 내쉬어야 다시 들이마실 수 있다는 것을 명심하자.
2. 불안을 무조건 내쫓으려고 애쓰지 말고 차라리 내 마음속 한 칸을 내어주자. 같은 지붕 속에 사는 동반자로 받아들이고 해결책을 찾아야 한다. 피하지 말고 당당히 직면해 원인을 찾아야 불씨를 잡을 수 있다. 심장이 뛰는 것은 불씨를 잡으라는 경고다.
3. 공포를 느낄 때는 친한 사람과 이야기하거나 내가 느끼는 공포를 주제로 글을 써보자. 부정적인 감정은 다른 사람 또는 객관적 시각을 가진 자신과 나누면 약화된다.
4. 지금 이 순간에 집중해 나를 믿어보자. 공포는 나를 믿지 못하는 데서 온다.

화가 치밀어 오를 때 쓰는 다섯 가지 처방전

지금까지 말한 내용을 요약하면 다음과 같다.

1. 최근 우리 사회에서는 학습된 무기력에 의해 젊은이들이 많은 스트레스를 느낀다.
2. 스트레스를 받은 심장은 서서히 고장 난다.
3. 화를 참거나 분노 조절을 못 해서 생기는 조기화병을 놔두면 결국 심장병이 된다.
4. 그래서 이제는 스트레스를 다스리며 심장 중심의 생활을

하면서, 오래 남은 인생을 튼튼한 심장으로 살아야 한다.
5. 그래서 솔루션이 필요하다.

솔루션을 추천하기 위해 환자들의 실제 사례들을 분석해보았다. 우선 각자의 성격에 따라 스트레스에 대한 반응이 달랐다. 결국 자신의 성격을 알고 나면 스트레스를 관리하는 방법도 보이게 되는데, 이는 앞으로 계속 탐구해볼 부분이다. 우선은 화에 대처하는 방법을 알아보자.

닥터 도로시의 화를 다스리는 처방전

원(one).
원래 하던 대로 벌컥 화내지 말고 일단 멈추어보자. 그리고 5분간 숫자를 세거나, 4-7-8 호흡법으로 심호흡을 하거나 맑은 공기를 마시면서 사고 능력을 관장하는 대뇌피질을 작동시켜본다. 그러면 화가 난 감정이 오래 지속되지 않는다.

심장에 여유가 생기면 왜 화가 났는지, 진짜 이유가 무엇인지 찬찬히 생각해보자. 그 이유가 합당했는지, 심장에게 물어보는 것이

화를 다스리는 가장 좋은 방법이다.

투(two).

투쟁하지 말고 약간만 물러서서 화를 나게 한 상대방과 조곤조곤 대화하자. 상대방이 '나라면'이라 생각하고, 내 심장과도 대화해 본다. 조금만 포기하면 내 삶에서는 훨씬 아름다운 향기가 난다. 이런 마음으로 소통하다 보면 서로 이해하게 되고 공감하게 된다. 그러면 화는 사라진다.

쓰리(three).

쓰나미처럼 몰려오는 스트레스가 있다면 분산하라. 티끌 같은 스트레스라도 동일한 패턴으로 계속 반복되면 어느 날 태산 같은 심각한 스트레스가 되어 나를 숨 막히게 만든다. 이러한 일상의 스트레스가 반복된다면 쓰나미가 오기 전에 나만의 비상구를 만들어야 한다.

나의 분노를 이해하고 공감해줄 수 있는 친구와 이야기를 나누어 화를 객관적으로 분석하고 동시에 위로받을 수 있으면 좋다. 특히 여성들에게는 중요한 스트레스 해결책이 된다. 또한 운동이든 기술이든 학습을 통해 스스로 발전하고 조금이라도 단계 변화가 있는 취미 생활을 지속한다면 화를 분산시켜 마음의 균형을 유지하는 데 효과적이다. 가령 하루에 20분씩 땀 나는 운동을 한다면 그 순간만이라도 내 몸에 집중하게 되어 화에서 탈출하고, 살도 빼고, 몸에 좋은 호르몬 분비가 일어나게 된다. 명상, 독서, 글쓰기 등을 한다면 스스로를 알아차리고 성장시킬 수 있어 화를 조금씩 녹일 수 있다.

포(four).
포기브(forgive), 용서할 줄 알아야 한다. 아무리 해도 화가 안 풀리면 과연 화를 낼 가치가 있는 일인지 다시 생각해보자. 인간은 너 나 할 것 없이 불완전한 존재다. 상처주고 상처받을 만큼 엄청난 잘못에 내가 지금 화내고 있는지 생각해보자. 그리고 할 수 있다면 너그러이 이해하고 용서하자. 그래도 안 되면 무시하고 넘어가자.

파이브(five).
파이팅하자! 그래도 화를 낼 수밖에 없다면 그냥 이제는 힘을 내서 마음껏 화를 내자! 하지만 화를 표현하는 가장 적절한 방법부터 생각해야 한다. 가장 좋은 방법은 하고 싶은 말의 요지를 침착하고 재치 있게 표현해 상대방을 무색하고 당황하게 만드는 것이다.
도저히 참을 수 없이 화가 나 침착할 수 없다면 어떻게 해야 할까? 일단 아무도 없는 곳으로 간다. 그리고 혼자서 마음껏 화를 발산하자. 고함을 지르거나, 욕을 하거나, 벽을 치거나, 물건을 집어 던지거나, 펑펑 소리 내 울거나 하면 된다. 감정을 꾹꾹 눌러 묻어두면 화병에 걸리거나 우울증에 빠진다. 그보다는 이런 식으로라도 감정을 발산하는 것이 심장에 좋다.

이렇게 발산해서 화가 극점에 달하는 순간에 카타르시스를 느끼게 된다. 이후부터는 감정의 곡선이 내리막길을 그리며 순화의 과정을 거치게 된다.

지금 화가 났다면 원, 투, 쓰리, 포, 파이브를 점검하고 실천해 보자.

내 심장을 위한 명상법

살며시 눈을 감고 앉거나 누워 편안한 자세를 가져봅니다.

지금 이 순간 심장에게 주의를 기울여봅니다.
나의 심장의 상태는 어떠한지.
편안한지, 불편감은 없는지.
잠시 동안 있는 그대로의 심장을 느껴봅니다.

지금 이 순간 나의 심장이 이러하구나.

나를 위해 애쓰는 심장을 부드럽고 따뜻한 마음으로 바라봅니다.
지금 심장이 힘들어 하고 있는 것이 느껴진다면 심장에게 이렇게 말해봅니다.

빨리 뛰어도 괜찮아. 아파도 괜찮아.
지금 너는 나를 위해 최선을 다하고 있는 거야.

지금 심장의 상태를 있는 그대로 수용하며 친절하게 바라봅니다.

이제 왼쪽 가슴 위에 손을 올리고 손바닥의 따뜻함이 심장에게 전해지도록 합니다. 그리고 심장에게 이렇게 말해봅니다.

심장아, 나의 심장아,
그동안 관심을 가져주지 못해 정말 미안했구나.
하지만 지금부터 너에게 관심을 가지고 보살펴줄게.
그리고 사랑해줄게.
나의 심장이 건강하기를.
나의 심장이 건강하기를.

잠시 동안 심장에 마음을 머무르게 하며 심장과 교감해봅니다.

충분히 심장에게 사랑의 마음을 전했다면 이제 아랫배에 주의를 기울이고 호흡을 느껴봅니다.

아랫배가 일어나고 사라짐을 느끼며 이 순간 숨 쉬고 있음에 감사한 마음을 가져봅니다.
이 호흡이 얼마나 소중한지 느껴봅니다.
충분히 호흡과 교감해봅니다.

자, 이제 몸 전체로 주의를 확장해봅니다.
몸 전체를 느끼며 내 몸이 이 순간 살아 있음을 느껴봅니다.
살아 있음에 감사한 마음을 가져봅니다.
그리고 몸을 사랑하는 마음을 가져봅니다.
자신의 몸과 충분한 교감의 시간을 가져봅니다.

이제 주의를 지금 머무르고 있는 주변으로 확장해봅니다.
그리고 자신에게 보낸 사랑의 마음을 당신의 주변으로 보내봅니다. 사람, 물건, 장소 무엇이든 좋습니다.

나의 주변의 모든 존재들이 행복하기를.
나의 주변의 모든 존재들이 행복하기를.

내 주위의 모든 존재가 행복하기를 바라는 마음을 가져봅니다.

그리고 이 순간 나의 심장과 몸의 편안함에 함께 머물러봅니다.

행복한 습관으로
건강한 심장 만들기

자, 그렇다면 생활 속에서 심장을 건강하게 돌보는 방법은 무엇일까? 기본부터 충실히 해야 심장도 기초가 튼튼해진다. 모두가 안다고 하지만 이것만큼 중요한 것도 없다.

담배는 암의 원인이며 혈관을 수축시켜 심장이 불규칙하게 뛰는 부정맥을 일으킨다. 그리고 혈전을 만들어 심장병을 유발시킨다. 술은 하루 맥주 1잔, 소주 1잔, 와인 2잔을 넘지 않는 정도가 좋다.

건강한 식습관 역시 심장을 돌보는 기본적인 방법이다. 바른 식습관을 통해 꾸준히 체중 관리를 하는 것이 중요하다.

- 포화지방과 트랜스지방을 피한다.
- 채소와 과일을 하루 5컵(종이컵 크기) 이상을 섭취하면 동맥경화를 억제할 수 있다.
- 하루 소금 섭취량을 6g 이하로 조절한다.
- 콩을 섭취하면 지방이 줄어 혈전을 예방할 수 있다.
- 설탕 섭취를 줄이고 생선은 일주일에 세 번 이상 먹으면 좋다.
- 비타민C, 비타민E, 베타카로틴 등 혈관에 좋은 비타민과 미네랄, 항산화제를 섭취한다.
- 정상체중(BMI 18.5~23) 유지한다.
- 허리둘레 80cm, 허리둘레/엉덩이둘레 비율이 0.8을 넘지 않도록 관리한다.

다음은 심장을 건강하게 하는 운동이다. 처음에는 가벼운 강도의 운동부터 시작해, 익숙해지면 조금씩 높은 강도의 운동에 도전하는 게 좋다. 올바른 운동법이 습관이 되도록 꾸준히 실천하는 연습을 하자.

- 심혈관계 질환의 위험을 줄이려면 하루에 30분에서 1시간

정도의 유산소운동이 적당하나, 일주일에 1시간 내지 1시간 30분만 운동을 해줘도 수축기 혈압은 12mmHg, 최저혈압은 8mmHg 정도 내려간다. 아예 안 하는 것보다 일주일에 한두 번이라도 하는 습관을 들이면 꽤 효과를 얻을 수 있다.

- 5~10분간 준비운동 후 옆 사람과 대화 가능한 정도의 강도로 본운동을 한다. 계단 오르기, 걷기, 자전거, 인터벌 운동 등 자신에게 맞는 운동으로 20~60분 정도 하면 적당하다. 마지막에는 10분간의 정리운동을 해준다. 운동 후에는 반드시 물을 마신다.
- 최근 유행하는 유산소 인터벌 운동은 운동기와 휴식기를 3~4분씩 번갈아 실시하는 운동이다.
- 걸음 수를 측정해주는 보수계 사용은 신체 활동을 향상시키기 위한 효과적 수단이다. 보행수를 통해 하루 운동량을 체크할 수 있어 추천할 만하다. 하루 최소 5,400~7,900보를 유지하며 걷는 양을 조금씩 증가시키는 것이 바람직하다(하루 증가량 2,000보 미만). 정상 체중을 유지하기 위해서는 하루에 남자는 11,000~12,000보, 여자는 8,000~12,000보가 필요하다.

적절한 관리가 스트레스를 줄인다

　스트레스와 연관된 질병 중 가장 심각하고 위험한 질병이 심장병이다. 스트레스는 심장에 해로운 호르몬을 증가시켜 혈전을 유발한다. 성격이 급하고 경쟁적인 사람이나 작은 일에도 괴로워하고 고민이 많은 사람, 즉 불안과 긴장이 많고 속앓이하는 사람일수록 더 주의해야 한다.
　심장병 관리는 약물, 운동, 식이요법도 중요하지만 본인의 내면을 다스리는 '스트레스 관리'가 중요하다.
　1987년 유럽 심장 학회지에 심근경색 후 운동만 시킨 그룹보다 이완 요법을 같이 실시한 그룹에서 심장병 재발률이 더 낮았다는 보고가 게재되었다. 이후로 외국에서는 심장 환자들에게 명상, 요가, 태극권뿐 아니라 음악치료와 미술치료, 원예요법, 아로마요법 등을 함께 실시하고 있다.
　최근의 연구에 따르면 명상은 혈압을 낮춰주고, 만성질병을 앓는 환자가 고통과 우울을 극복하도록 돕는다고 한다. 또한 명상이 심장발작(마비)이나 뇌졸중을 일으킬 확률을 크게 줄여준다고 밝히고 있다. 약물이나 수술을 적용하지 않고 생활 습관만 바꾸어도 심장병 예방과 치료가 가능하다는 연구 결과가 있다.

운동이 치료다!
운동이 약이다!

유발 하리리는 『호모 데우스』에서 21세기 초를 살아가는 보통 사람들은 가뭄, 에볼라, 알카에다의 공격으로 죽기보다 맥도날드에서 폭식해서 죽을 확률이 더 크다고 말했다. 건강하게 살아남기 위해서는 하루 22분, 주 150분의 운동이 필요하다.

아마도 심장의 건강을 위한 노력을 나름대로 해왔을 것이다. 금연을 시도했거나 식단에서 지방을 줄이는 노력을 해보았을 것이다. 혹은 새로운 취미나 강의를 듣기 시작했을 수도 있다. 하루에 복식호흡 열 번을 하거나 칼로리 없는 음료수로 바꾸는 등의 작은 변화도 중요하다. 이러한 행동은 더 튼튼한 심장을 가지기 위해 스스로 변화할 수 있음을 증명한다. 그중에서도 운동은 가장 능동적이고 강력한 변화다.

운동은 인류 역사상 가장 믿음직하고 강력한 치료제다. 움직여야 살아 있는 것이고, 그만큼 삶의 활기가 생긴다. 지하철역에서 계단을 한 번 오르는 것만으로 심하게 헐떡인다면 심장이 좋지 않을 가능성이 높다.

신체 활동이 조금만 격해지거나 많아져도 힘든 것은 갑자기 생긴 일도, 유전도, 우연도 아니다. 다만 뇌와 함께 하는 일에 몰두하느라 대부분 앉아 있는 삶을 살고 있어서 그렇다. 심장의 활력이 야금야금 떨어진 것이다. 꾸준히 운동을 하면 운동에 적응하는 심장을 가지게 된다. 예를 들면 마라토너들은 평상시 맥박수가 아주 적다.

하루에 앉아 있는 시간을 생각해보자. 한 시간? 두 시간? 아마도 자는 시간을 빼고도 절반을 앉아 있을 가능성이 많다. 이는 당신만의 일이 아니다. 현대의 편의시설들은 대부분의 사람들을 비활동적으로 만들었다. 한 연구에 의하면 비수면 시간 동안 앉아 있는 시간을 조사했을 때 어린이들은 평균 6시간을 앉아 있거나 기대거나 누워 있는 상태로 보냈다. 성인은 무려 9시간 이상 좌식 생활을 보였다. 이는 비수면 시간의 3분의 2에 가까운 시간이다.

그런데 최근 3년 동안 20만 명 이상을 관찰한 결과, 앉아 있는 시간이 11시간 이상 되는 사람의 사망 위험성이 가장 컸다. 다음으로 하루 8~11시간 동안 앉아 있는 사람의 사망 위험성이 높았고, 하루 4시간 이하로 앉아 있는 사람의 사망 위험성이 가장 낮았다. 문제는 주로 앉아 있느라 운동이 부족한 생활 방식이 내가 운동을 좋아하지 않는 사람에서 운동을 할 수 없는 사람으로 바꿔놓았다는 것이다. 이러한 습관은 침묵의 살인자가 되어 내 심장을 위협하고 있다.

이런 끝없는 추락에서 내 심장을 구하는 방법 역시 운동이다. 시작은 작아도 된다. 하루 20분씩 보통 강도의 활동을 시작해보자. 보통 강도의 활동은 가벼운 산책을 말한다. 얼마나 가벼운 걸 말하는 걸까? 이에 대한 답은 여러 요인에 의해 결정된다. 건강, 나이, 전반적인 신체 상태에 의해 정해진다. 평균의 중년 이상 성인의 가벼운 산책은 1.6km를 15~20분 내에 걷는 것이다.

여러 연구에 의하면 종류와 상관없이 일주일 안에 150분간 보통 강도의 운동을 하면 좌식 생활을 많이 하는 성인의 정신적, 신체적 건강 기능 향상에 효과가 있다고 한다. 또한 일주일 안에 75분간 격렬한 운동을 해도 동일한 효과를 얻는다고 한다.

운동 30분이 당뇨약 한 알

일례로 고혈압과 당뇨병을 진단받은 36세 환자에게는 다음과 같은 생활 습관을 코칭했다.

일단 약은 처방하되 1단계 목표로 현재 120kg 몸무게를 100kg 밑으로 만들기 위해 운동 처방과 식이요법 및 음주 교육을 했다.

"일단 저를 만난 이상 환자분이 100세까지 약을 먹으면서 살게 놔두지 않을 테니 각오를 단단히 하세요!"

"네, 교수님이 시키는 대로 꼭 할 테니 도와주세요."

100세 시대라지만 젊은 대사증후군 환자들이 점점 늘고 있다. 대사증후군은 자각 증상 없이 뇌경색과 심근경색처럼 사망과 직결되는 합병증을 유발해 '침묵의 살인자'로 불린다. 심뇌혈관 질환의 사회경제적 비용은 2013년 고혈압 2조 3,343억 원을 포함해 13조 6,000억 원이라고 질병관리본부가 밝혔다. 평소에 운동으로 대사증후군을 예방하면 엄청난 비용을 아낄 수 있다.

최근 젊은 환자들에게서 고혈압과 당뇨병 등 평생 짊어져야 하는 만성질환이 늘고 있다. 많은 이들이 마음속으로 '운동해야지'라고 생각하지만 실천은 쉽지 않다. 막상 하려고 해도 어떻게 해야 하는지, 언제까지 해야 하는지 알지 못해 첫걸음을 못 떼고 있다. 당뇨 환자들을 상대로 운동 임상을 해본 결과, 평소 운동을 안 하던 당뇨 환자들 또는 당이 조절되지 않는 환자들은 운동을 하면 처음에는 오히려 혈당이 올라간다. 하지만 전당뇨 단계 또는 운동을 평소에 해오던 당뇨 환자들은 운동 시 혈당이 감소한다.

연구를 진행해본 결과, 평균적으로 중강도 운동 1분당 혈당이 1 정도 떨어지는데 하루 30분이면 30 정도, 3개월간 지속하면 당화혈색소 1이 떨어진다. 당뇨약 한 알의 효과가 운동 30분에 있다는 것을 새삼 느끼고 있다. 의사들이 권고하는 운동은 처방된 약과 다르지 않다.

나는 환자들에게 살을 빼고 싶다, 당뇨약을 안 먹거나 줄이고 싶다, 숨이 덜 차면 좋겠다 등 자기만의 버킷 리스트를 적게 하고 기초 체력을 테스트한다. 그리고 12주 뒤의 목표를 설정하게 한다. 그리고 다음과 같이 한 걸음씩 실천해나가면 된다.

1. 최대한 구체적으로 계획하자.

구체적인 목표를 세운 사람은 '최선을 다해야지'라고 생각하는 사람보다 더 나은 성과를 보인다. 예를 들어 '이번 주에는 운동을 더 해야지'라고 생각하는 대신에 주중에 점심시간과 저녁시간 후 15분씩 산책하겠다는 계획을 세우는 것이 필요하다.

2. 개인적 목표를 세우자.

목표는 자신에게 필요하며 하고 싶은 것이어야 한다. 타인에 의해 정해진 목표는 소용없다. 자신에게 중요한 목표일 때 성공 확률이 높다.

3. 현실적으로 생각하자.

현재의 신체 활동과 건강 상태를 고려해야 한다. 만약 지금 시작한다면 실행 가능하면서도 다소 도전적인 목표를 세우자. 너무 급격한 변화는 성공도 유지도 어렵다. 때로는 하나의 큰 목표를 여러 개의 작은 목표로 쪼개는 것도 도움이 된다.

4. 검토해보자.

당신의 성과를 평가할 방법을 찾아보라. 산책 같은 활동에 사용한 시간을 체크할 수도 있다. 또는 활동량을 차트로 만들어 볼 수도 있다. 매일 혹은 매주의 성과를 검토해보자. 자신이 세운 목표를 넘어설 때도 채우지 못 할 때도 있을 것이다. 그런 과정을 관찰함으로써 패턴을 인식하게 된다. 그러면 부진은 일시적이라는 것을 깨닫게 된다.

내 심장과 함께 달리기

"내 속에 있는 말에 귀 기울여주는 사람이 없어요."
"누군가에게 내 감정을 표현한다는 것이 두려워요."
"주위에 사람은 많지만 항상 외로움을 느껴요."
"한참 이야기를 하고 나도 마음 한구석이 공허해요."
"바쁘게 사는데 의미가 없고 심심해요."

외로움과 공허함. 오만과 편견. 무관심과 무감동이 우리를 찾아온다.

어쩌면 지금 우리의 모습이다. 나이 든 사람들의 특징인 고립감과 무력감을 요즘에는 젊은 청춘들이 느끼고 산다. 공동체 생활에 익숙하지 않고, 주위로부터 도움을 주고받지 않는 나 홀로 문화와 무관하지 않을 것이다. 기계적으로 움직이며 바쁘게 돌아가는 일상에 감정의 교류는 없다. 그리고 신체는 움직임이 적다.

머릿속에는 온갖 생각들로 가득 찼지만 심장은 즐겁게 뛰지 않고 있다. 우리의 몸은 감정 없는 육체가 되어가고 있는 게 아닐까.

지방을 축적시키는 스트레스

스트레스를 받으면 우리의 뇌는 세포를 활동하게 하고자 한다. 거기에 필요한 에너지를 만드는 과정에서 지친 뇌세포의 부담이 다양한 감정에 반영되는 것이 스트레스라는 느낌이다.

불안, 초조, 긴장, 우울. 이것들에 위협을 느낀 뇌는 비상 체제로 들어간다. 중요하지 않은 조직과 기관의 인슐린 수용체를 차단하고, 스트레스 대응에 필요한 조직, 즉 뇌에 포도당이 충분히 공급되도록 한다. 그리고 소모한 에너지를 보충하기 위해 여분의 연료는 복부 지방의 형태로 배에 축적해놓는다.

스트레스 상황을 겪은 뒤에 우리 몸은 포도당을 간절히 원하게 되고, 설탕과 지방은 고스란히 연료로 전환되거나 지방으로 축적된다. 따라서 스트레스를 받고 신체가 균형을 회복할 틈이 없으면 배에 점점 지방이 쌓이게 된다. 그리고 이 지방은 종종 심장으로 올라가 동맥경화를 일으킨다. 결국 스트레스를 받으면 몸에 지방이 축적되는 것이다.

또한 뇌세포는 공급되는 한정된 연료로 다양한 정신 활동을 해야 한다. 그래서 스트레스에 대응하는 데 모든 연료를 소모하면, 학습을 하는 사고 기능이 제대로 작동하지 못한다.

재미있게도 아픈 만큼 성장한다는 것은 과학적인 이야기다. 적당량의 스트레스는 오히려 신체와 정신이 상황에 적응하는 능력, 즉 회복탄력성을 강화시켜준다. 뇌세포가 손상되면 일단 찢어졌다가 원래보다 더 단단하게 복구된다. 그리고 이후에 닥치는 어려움에 대한 대처 능력을 키워준다. '스트레스'라는 일종의 예방접종을 맞은 것과 비슷한 효과다. 미국의 신경심리학자 브루스 매큐언은 말했다. "우리의 정신은 위협적 상황을 상상하는 것만으로 스트레스 대응을 촉발할 만큼 강하다."

상상만으로도 격분할 수 있지만, 바꾸어 말하면 그런 상황에서 달려 나와 도망칠 수도 있다는 뜻이다. 정신이 신체에 영향을 주듯이 신체의 움직임으로 정신 상태를 바꿀 수도 있다. 움직이는 동물은 움직여야 성장할 수 있다. 식물처럼 가만히 있으면 우리의 신체는 점점 퇴행한다. 뇌의 입장에서는 신체가 움직이지 않으면 뭔가를 배울 필요를 전혀 못 느낀다.

우리의 몸은 수만 년 전부터 음식을 찾기 위해 움직이도록 진화되어왔다. 새로운 세포에 연료를 공급하기 위해서는 새로운 혈관이 필요하고, 연료의 원천이 되는 음식을 찾아야 한다. 이를 위해 기억을 저장하고 사고하는 학습 능력이 필요하다. 그래서 포도당의 수치를 조절하는 인슐린 유사 성장인자가 뇌세포의 학습 능력에 관여하도록 진화되었다. 그리고 혈관세포 성장인자, 신경세포 성장인자의 분비로 신경세포는 재생과 성장을 해 더욱 강하게 연결된다. 이 모든 것이 내 심장을 뛰게 하는 운동으로 강화된다.

지금 스트레스를 받고 있는 당신. 외롭고 공허한 느낌을 해결하기 위해서는 심장을 두근두근 뛰게 해야 한다. 마음을 열어 충분히 내 감성에 공감해줄 친구와 소통해야 한다. 그리고 내 심장박동 수를 올리는 달리기가 필요하다. 다시 말해 '내 심장과 함께 달리기'가 필요하다.

우울한 나를 일으켜 세우는 운동

　예전에는 살을 빼려고 운동을 했다. 그런데 요즘의 나는 기분을 좋게 하려고 운동을 한다. 머릿속이 복잡하거나 개운하지 않을 때도 운동을 한다. 운동이 뇌를 깨워줄 것을 알기 때문이다.
　"지긋지긋한 허리 통증이 사라졌어요."
　"다리에 힘이 생기고 즐거워졌어요."
　"아침에 일어나면 개운해요."
　"몸이 가볍고 기분이 좋아졌어요."
　"운동한 뒤로 잠을 푹 자게 되었어요."

게임형 스마트 운동처방인 12주 엑서하트 운동 프로젝트를 마친 70대 환자분들이 공통적으로 하는 말이다. 스트레스, 불안, 우울, 호르몬 불균형, 뇌의 노화 현상과 치매를 경감시키는 운동이 결국 삶의 질을 높이는 지름길이다. 유산소운동은 어떻게 기분을 바꿔줄까?

"운동은 불안감을 없애주고, 공황장애에 도움을 줍니다." 환자들에게 자주 하는 말이다. 운동은 혈압이나 호르몬 등 여러 차원에서 신체를 흥분 상태로 만든다. 따라서 운동을 자꾸 하다 보면, 뇌는 신체가 흥분해 있는 상태를 더 이상 긴급 상황으로 보지 않게 된다. 즉 불안하게 생각하지 않는 것이다. 운동을 하면 진정 효과가 있는 세로토닌이 분비되고, 항불안제의 주요 목표 물질이기도 한 감마아미노부티르산의 양도 증가한다.

존 레이티는 『운동화 신은 뇌』에서 말했다.

"우울증은 연결선이 부식된 상태라고 생각한다. 삶에서도 그렇고 뇌세포에서도 그렇다. 운동은 그 연결선을 다시 설치하는 행위다."

사람과 접촉하거나 열심히 달리면서 새로운 환경에 적응하는 행위는 새로 생긴 신경세포가 새로운 회로를 형성하게 한다.

공허한 감정에서 탈출하면 삶의 목표가 생기고 스스로를 귀하게 여겨 미래를 긍정적으로 보게 된다. 긍정적 느낌이 들면 다음 단계에서는 무언가를 행동해야 한다. 그래야 밑에서 위로 올라가는 의욕과 신체의 활력이 위에서 내려오는 자신에 대한 재평가와 결합하게 된다.

'자기 몸무게×15~20kcal'를 일주일간 유산소운동으로 소모하도록 유지해 결국 뇌 구조를 바꿀 때까지는 보통 3~6개월이 걸린다는 점을 잊지 말자. 단 한 번의 운동으로 당장 증세가 좋아지지는 않지만 최소한 뇌는 활성화된다. 몸을 움직이면 뇌는 어쩔 수 없이 제 기능을 하게 된다. 그것을 시작으로 다음 단계를 차근차근 밟아 나가는 것이 최선의 치유책이다.

우울증이란 결국 뭔가를 성취하려는 행동이 중단된 것이다. 운동은 그런 부정적 신호의 방향을 바꾸어 뇌를 동면에서 깨어나게 하는 최선의 방법이다. 따라서 운동으로 뇌를 깨우기 위해서는 30분 이상 신체 활동을 지속할 폐활량을 갖추어야 한다. 그리고 심박동수를 높이는 유산소운동에는 소뇌와 전두엽 발달을 위해 생각을 하면서 즐겁게 할 수 있는 게임화가 도움이 된다.

무엇보다 운동의 이유에 대해 충분히 깨달아야 한다. 그리고 운동을 생활의 일부로 온전히 흡수해야 지속력이 생긴다. 생각만 하면 아무것도 시작할 수 없다. 행동이 먼저다. '심장으로 생각하라.'

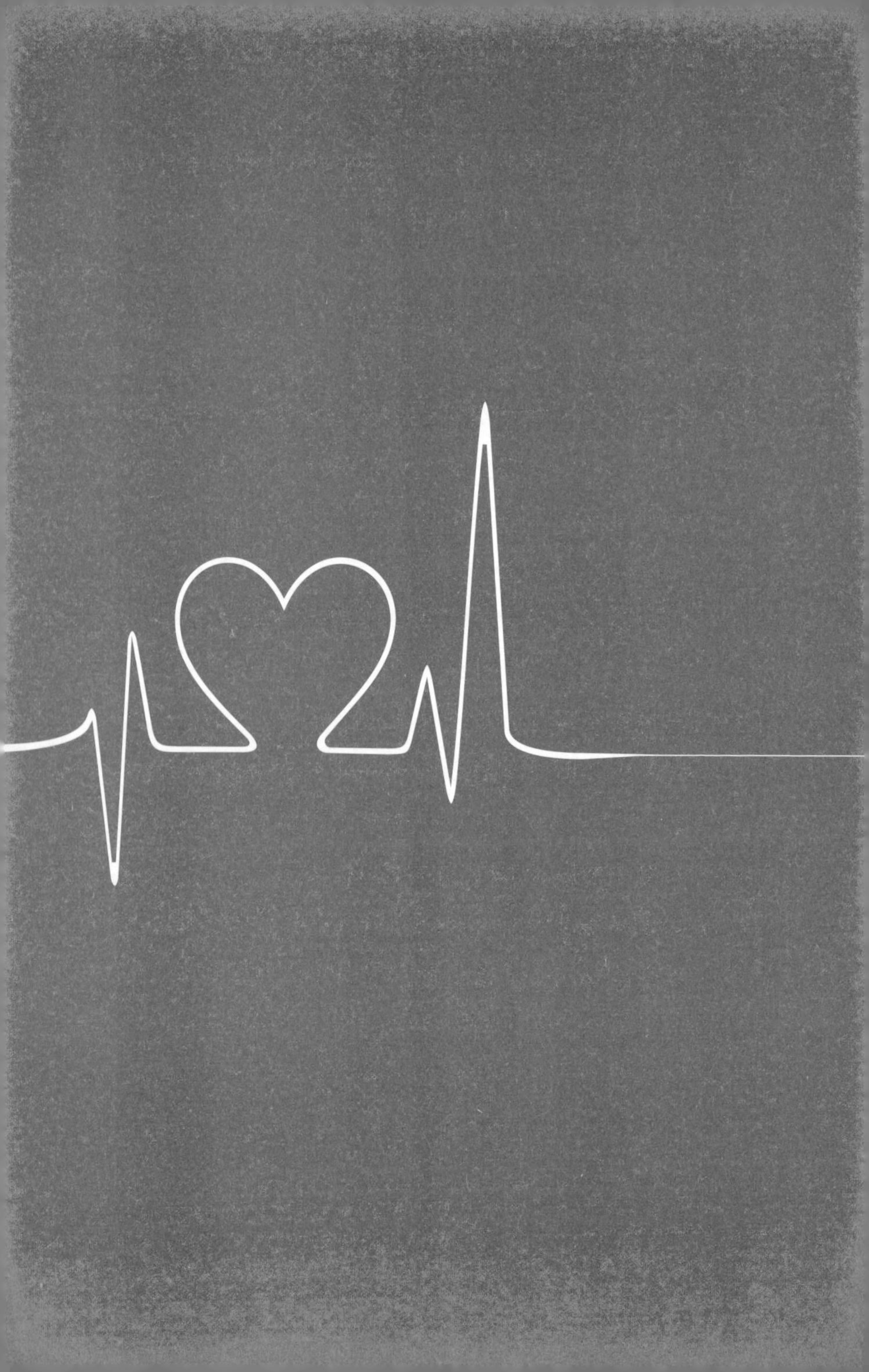

2.
한시도 쉬지 못하는 고단한 심장을
위로하는 마음챙김의 기술

―― chapter 4 ――

본능 중심:
몸이 먼저 반응하는 사람들

나를 이해하는 도구, 에니어그램

 견디기 힘든 시기와 질투, 실망과 억울함, 분노와 배신감, 그리고 결핍과 적대감. 우리는 이런 상황을 스트레스라 한다. 우리는 스트레스를 피할 수 없다. 불쾌한 상황에 대한 무의식적 반응을 훈련할 수 있을 뿐이다.
 스트레스에 잘 대처하기 위해서는 내 인격적 여유, 즉 '나의 능력에서 내게 부과된 짐을 뺀 값'을 올려야 한다. 능력을 조금씩 저금해 쌓아가거나 과부하를 줄여나가야 한다.
 그렇다면 심장은 어떨까? 심장은 과부하를 버티기 위해 스스로 심장근육부터 두껍게 만든다. 그리고 이러한 과부하를 해결하기 위해서는 혈관을 확장시켜 짐을 줄여야 한다. 여기서 중요한 점이 있다. 심장은 심실을 충분히 채운 다음 전신으로 피를 뿜어내는 펌프 역할을 하는데, 만약 충분히 채워지지 않은 상태에서 계속 수축작용을 하면 결국 탈진하게 된다.

사람도 마찬가지다. 스트레스를 이기기 위해 내 인격의 여백을 확보해놓지 못하면 결국 심리적 고갈 상태가 되고 삶의 존재 의의를 상실하게 된다. 열정과 더불어 인격적으로 여유가 있는 사람만이 현실의 고통 속에서 지속성과 일관성을 유지하며 건강하게 일할 수 있다. 그래야 마침내 꿈을 이룰 수 있다.

내 인격의 여유를 찾기 위해서는 나 자신을 잘 관찰해야 한다. 살아가면서 조건들에 맞추어 꾸며진 나와 좀 더 본질적인 나, 즉 내 안에 꼭꼭 숨어 있는 어린아이를 알아차려야 한다. 그리고 일상생활에서 하는 행동과 스스로가 진정 원하는 것이 서로 일치하는지 질문해보아야 한다. 그런 다음 내 마음속의 어린아이와 충분히 대화하고 공감해나간다면 호수와 같은 평온을 찾을 수 있다.

2000년을 내려온 지혜, 사람들이 느끼고 생각하고 행동하는 유형을 아홉 가지로 분류한 에니어그램에 의하면 인간의 성격 고착은 인간 신체의 미묘한 중심들, 즉 몸(본능형), 심장(감정형), 뇌(사고형)와 관련되어 있다고 한다. 이 세 중심이 사용하는 기능(본능, 감정, 사고)은 에고(자아)가 가장 강하게 형성되어 있는 기능이며, 자유롭지 못한 정신의 구성 요소이기도 하다.

이제부터는 진정한 나를 찾고 진심으로 다른 사람을 이해하기 위해 인간을 움직이게 하는 에너지를 아홉 가지 유형으로 나누어 살펴보고자 한다.

내가 무엇에 집착하고 있는지, 무엇을 주저하고 두려워하며, 과하게 믿고 있는지를 깨달으면 나의 참된 가능성을 찾고 삶의 에너지 균형을 회복시킬 수 있다.

이러한 시도는 꾹꾹 참아 가슴에 구멍이 난 이 땅의 많은 캔디들과 심장이 없어 불행한 양철나무꾼들에게 튼튼한 심장을 되찾게 해줄 것이다. 더 나아가 하루하루 감정노동에 지친 젊은이들 그리고 앞으로 수많은 인간관계를 헤쳐나가야 할 이들의 삶에 나침반이 되어줄 것이라 기대한다.

아홉 가지의 에니어그램 유형은 다시 크게 세 가지로 나눌 수 있다.

1. 본능(body) 중심: 살아 있음, 존재감, 자율과 존중

1, 8, 9번 유형. 자신의 본능, 생명력의 근원, 힘에 이끌린다. 이

들은 몸, 기본적인 삶의 기능, 생존에 관심을 둔다(육체적 긴장에 근거한 자아의 범주를 창조). 에너지는 성취해야 할 일에 집중되어 있고, 자신과 타인에게 많은 기대를 한다. 본능에 따라 행동함으로써 자신의 존엄성이 지켜지는 충족감을 느낀다. 본능은 주로 과거에 체험한 것에 의해 형성되기 때문에 행동과 의식이 과거에 얽매이기 쉽다.

이 유형들은 공격과 억압과 관련된 문제들을 갖는 경향이 있고 자아를 방어하는 행동의 밑바탕에 많은 분노를 가지고 있다. 우리나라 사람들에게 많고 화병과 분노조절 장애가 잘 일어나는 성격이다. 또한 스트레스를 받으면 몸으로 반응하는 유형이다.

2. 감정(heart) 중심: 사람, 배려, 가치, 진정한 자아

2, 3, 4번 유형. 자아 이미지에 관심을 가진다. 거짓된 혹은 과장된 자아에 고착된 이미지일지라도 그렇다. 이들은 자신에 대한 이야기와 과장된 특성들이 자신의 실제 정체성이라고 믿는다. 자아를 방어하는 행동의 밑바탕에 수치심을 가지고 있다. 타인과의 관계에 있어 상대방이 나를 좋아하는지, 싫어하는지에 집중한다.

3. 사고(head) 중심: 마음의 자유, 깨어 있음, 깨달음, 지혜

5, 6, 7번 유형. 불안을 두려워한다. 어릴 때 지원과 안내의 부족을 경험한 경우가 많다. 이들은 안전한 일을 하고자 하고 자아를 방어하는 행동의 밑바탕에 두려움을 가지고 있다. 정보나 지식을 바탕으로 한 사고를 중시하고, 대담하게 파고들어 자신의 위치를 다지려 하지 않고, 타인에게 초점을 맞추지도 않는다.

에니어그램 9가지 유형

1번 유형	원리 원칙대로 되지 않으면 화가 나는 유형이다. 마땅히 옳은 것과 해야만 하는 일이 확실해 대나무 같다. 완벽주의에 독선적이기도 하다.
2번 유형	쉽게 감정에 동요하고 상처받고 혼자 가슴앓이를 한다. 타인에게 인정받고 싶어 하고, 사람들이 몰라주면 속이 상한다. 사랑이 중요하며, 배려하고 관대하며 소유욕이 강하고 상대방을 조종하기를 원하는 유형이다.
3번 유형	성공적인 이미지로 보이기 위해 성취감과 효율성을 중시한다. 지나치게 경쟁적이고 스스로가 돋보이고 싶다. 적응하고 야망을 품으며 의식적이고 적대적인 유형이다.
4번 유형	관계가 어긋나면 가슴 아파 하면서도 혼자 있고 싶어 한다. 일의 성공 여부보다는 과정이 중요하고 좋고 싫음이 뚜렷하다. 일에서는 완벽을 추구하지만 쉽게 상처받고 우울해지는 유형이다.
5번 유형	끊임없이 공부하고 분석하고 스스로 판단하려고 한다. 혼자만의 시간과 공간이 필요하다. 감정 표현이 서툴고 늘 자신이 부족하다고 생각하는 유형이다.
6번 유형	우유부단하고 상대방에 맞춰 따르려고 하고 의심이 많다. 충성적이고 방어적이며 새로운 것에 대한 두려움이 많다. 내 사람이면 아주 가깝게 대하지만 그렇지 않은 경우에는 쌀쌀한 유형이다.
7번 유형	열정적이고 성취욕이 강하며 구속을 싫어한다. 무한한 가능성과 미래에 대한 이상에 열광한다. 힘든 것은 피하려 하고 자신에게 도취되며 실패를 합리화하는 유형이다.
8번 유형	자기주장이 강하고 마음먹은 대로 되지 않으면 화가 난다. 다른 사람에게 구속받는 것을 싫어하고 직선적이고 독단적이다. 첫인상은 차가워 보이나 마음을 열면 따뜻하고 다정한 유형이다.
9번 유형	우리나라에 가장 많은 유형으로 싸움을 피하고 거절에 서툴다. 지나간 일을 두고두고 생각하는 성격이기도 하다. 심장과 관련해서는 변이형 협심증이 많다. '모든 것이 잘될 것이다. 흐르는 강물을 거스르지 말자'라는 태도가 필요한 유형이다.

9번, 마음의 병이
그대로 드러나는 사람

우리나라에 가장 많은 유형으로 싸움을 피하고 거절에 서툴다. 지나간 일을 두고두고 생각하는 성격이기도 하다.
심장과 관련해서는 변이형 협심증이 많다.
'모든 것이 잘될 것이다. 흐르는 강물을 거스르지 말자'라는 태도가 필요한 유형이다.

먼저 1, 8, 9번 유형은 본능 중심의 사람들이다. 그중 가장 많은 유형인 9번부터 알아보자. 당신은 평화가 유지되기를 원하고 관계가 끊어질까 봐 두렵다.

당신은 황금색이다. 당신은 기다리면 모든 것이 잘될 거라고 믿는다. 흐르는 강물을 거스르지 않으려고 한다. 쉬면서 여유로운 시간을 즐기는 것이 중요하다. 무언가를 미리 준비해두어야 하고, 급히 무언가를 하는 것을 싫어한다. 묻어가는 삶처럼 보일 수 있고, 표현하지 않고 행동하지 않기 때문에 게으르다는 오해를 받는다. 어릴 때 자기 의견을 존중받지 못했고 순종을 요구당한 경험이 있다.

그래서 성장을 위해 적극적으로 해결하고 노력하는 것이 중요하다. 변화를 싫어하는 자신을 인정하고 주도적으로 일을 추진하는 태도가 필요하다. 모든 모험은 첫 걸음부터 시작된다. 첫 바늘이 뒤의 아홉 바늘을 살린다는 것을 명심해야 한다.

'문제를 직면하라. 그것들은 그냥 사라지지 않는다.'

9번 유형은 온순한 조정자다.

당신은 편안한 사람이기를 원한다. 매사에 조용하며 '나대지' 않는다. 다른 사람의 의견을 존중하고 남을 지지하며 관계를 잘 연결한다. 갈등이나 긴장을 원하지 않는다. 수용적이고 공정하며, 남에게 위안을 주고 사람들에게서 장점을 잘 찾는다.

갈등을 회피하기 때문에 우유부단해 보이기도 하다. 자신을 과

소평가하고 자존감이 낮아서 타인의 생각에 자신을 맞추는 편이다. 과거에 대한 집착으로 현재에 열중하지 못한다. 한 번 결정한 일을 고집하고 쉽게 타성에 젖는다. 중대하고 절박한 일의 판단을 미루고 싶어 해 쉽게 손을 대지 못한다. 대신 별로 중요하지 않은 일부터 하려는 경향이 있다.

　주위에 문제와 갈등을 불러일으키는 사람이 있으면 대면을 거부함으로써 저항하지만, 활기가 넘치고 나를 이해해주는 사람에게 호응한다. 내적 갈등에서 도망치려다가 의욕 상실과 나태에 빠질 수 있고 여차하면 약물 중독도 가능하다.

　당신은 온화함 속에 분노를 갖추고 있다. 타인의 생각과 감정에 공감하는 능력은 뛰어나지만 그만큼 스스로의 내면은 깨닫지 못한 상태일 수 있다.

　성장하기 위해서는 스스로 존재감을 찾아야 한다.

　타인의 평가에 좌우되지 말자. 자신감을 가지고 더욱 집중해 건설적인 행동을 하자. 자존감을 높여야 하고 강박에서는 벗어나야 한다. 먼저 스스로 완벽하지 않다는 것을 인정해야 한다. 그리고 애정을 가져야 할 대상이 바로 자신임을 깨달아야 한다. 그러면 마음을 열 수 있고 타인과도 적극적으로 마주하며 갈등도 받아들일 수 있다.

일을 할 때는 목표를 정하자. 기간 안에 목표량을 달성하기 위해 계획을 세우고 실천하자. 힘들다고 피하거나 불안해하지 말고 잘할 수 있는 방법을 찾고, 주위에 도움을 요청하자. 모든 문제는 그냥 사라지지 않는다. 문제를 직면해 결정하되 질질 끌지 않도록 해야 한다.

운동을 시작한다면 간단한 박자에 속도가 빠르며 규칙적인 운동을 하는 것이 좋다.

참는 사람이 아프다

56세 여성의 이야기다. 그녀는 10년 전부터 주로 새벽에 왼쪽 가슴과 어깨 쪽이 저렸고 왼팔과 아래턱, 귀 아래쪽까지 뻐근한 통증을 느꼈다. 관상동맥 조영술 결과 변이형 협심증을 진단받았다.

"처음 가슴이 아팠을 때는 참았어요. 시간이 지나면 좋아질 거라 생각했죠. 그런데 계속 그렇게 아프다 보니 아침이 되면 겁이 나더라고요. 혹시 이러다 죽는 게 아닌지. 더 기가 찬 것은 여러 병원을 다녀도 뚜렷한 이상이 없다 하고, 정신과 치료를 받으라는 의사도 있어서 속상했어요. 나는 진짜로 아픈데."

운동 시에는 아무런 증상이 없고 주로 이른 아침이나 밤중에만 증상이 있기 때문에 안정형 협심증과는 다르다는 뜻으로 변이형 협심증이라 한다. 이 환자들은 동맥경화반에 의해 혈관이 좁아진 협심증 환자와 달리 운동부하 검사에도 정상 소견을 보이고 관상동맥을 촬영해도 의미 있는 혈관 협착(50% 이상)이 관찰되지 않아 진단을 놓치는 경우가 많다.

간단히 진단할 수 있는 방법은 통증이 올 때 혀 밑에 니트로글리세린이라는 혈관 확장제를 넣어 혈관을 넓혀보는 것이다. 그런 후 증상이 소실되거나 약해지는지 확인해보면 된다. 정확한 진단은 관상동맥 조영술에서 아세틸코린이나 어고노빈이라는 약물을 이용해 경련을 유발해보는 검사로 알 수 있다. 이 병의 기전으로는 관상동맥이 경련을 일으키기 때문이다.

일반적으로 정상의 관상동맥은 야간 수면 중 부교감신경이 활성화되면서 혈관이 확장돼 관상동맥의 혈액순환이 좋아진다. 하지만 동맥경화가 있거나 내피세포가 손상된 혈관은 부교감신경이 활성화될 때 오히려 관상동맥이 수축하는 경향이 있다. 이 때문에 수면 중 또는 아침 일찍 혈관이 심하게 수축(경련)하고 혈액 공급이 되지 않으면서 흉통을 느낀다.

"아침에 눈 뜨기가 겁나고 힘들었습니다. 한동안은 주변 정리를 했어요. 갑자기 죽을 수도 있다는 두려움이 들었거든요. 특히 겨울이면 외롭고 추운 느낌이 가슴을 더 아프게 했습니다."

뚜렷한 위험 요소가 없는 여성도 관상동맥 경련에 의한 통증을 호소하고, 정신적 스트레스, 과다한 음주, 흡연 등으로 증상이 악화될 수 있다.

유전적 소인도 함께 작용하는 것으로 추정되며 동아시아인 중 우리나라와 일본에서 높은 빈도로 보고되고 있다. 아마도 참는 것이 미덕인 사회 분위기 때문일 것이리라. 현재 내원하는 협심증 환자 중 약 40% 정도가 변이형 협심증 환자로 분류된다. 젊은 환자도 늘고 있어 앞으로 절반 이상으로 늘어날 가능성도 있다.

이들을 관찰해보면 대부분 참는 성격들이다. 남에게 싫은 소리 듣기 싫고, 속으로 분노를 삼키는 일상이 심장혈관에 생채기를 내고 있다. 점점 더 딱딱해지고 예민해져 조그마한 자극에도 움츠러들게 된다.

"결혼을 하고 난 뒤, 남편과 소통하기가 참 힘들더라고요. 벽을 보고 이야기하는 듯한 답답함. 게다가 바쁘다고 잘 들어주려 하지도 않아서 점점 말을 안 하고 참게 되었습니다. 그나마 아이들이 어릴 때는 얘들과 오손도손 이야기하고 사는 것이 낙이었는데, 크고 나니 더 이상 이야기할 상대도 없어졌죠. 이제 남편이 시간이 많아

졌지만 서로 할 이야기가 없어요."

치료는 관상동맥을 확장시키는 약물을 지속적으로 복용하는 것이다. 이와 함께 관상동맥 혈관을 수축시킬 수 있는 음주, 흡연, 특히 정신적 스트레스를 관리해야 한다. 유산소운동, 명상, 요가 등도 도움이 된다.

내가 지금 극복해야 할 것은 상황인가, 감정인가

"예전에는 내가 아픈 원인을 잘 몰랐고, 병명을 들어도 낫는 병인지, 약을 먹지 않으면 죽게 되는 것인지, 두렵고 계속 불안했던 것 같아요. 그런데 교수님과 상담을 하면서 내가 그동안 약을 먹으면서 아프지 않았던 것이, 병 자체가 나아서인 줄 알았습니다. 그런데 한 번 끊어보니 다시 아프고, 약을 먹으면 또 좋아지는 것을 보고 약을 먹어 괜찮았다는 것을 알았답니다. 그리고 또한 안심이 되더라고요. 약을 안 빠뜨리고 먹으면 갑자기 위험한 일은 생기지 않을 테니까요. 그리고 내 마음이 편하면 덜 아프고, 마음이 불편하면 더 아프다는 것도 알았죠. 이제는 그동안 가슴에 묻어놓은 화를 다 내려놓고 편하게 살려고요. 교수님 말씀처럼 내일은 내일의 태양이

뜬다고, 너무 과거에 집착하지 않으려 합니다."

그녀는 자신의 병을 이해해가면서 안심하게 되었고, 또한 본인의 감정을 극복해나가고 있었다. 이 환자의 긴 이야기를 들으면서 나도 곰곰이 생각해본다. 지금 내가 극복해야 할 것이 내가 부딪힌 상황인지, 내가 휩싸인 감정인지.

슬픔에 짓눌리지 않을 용기

10년째 외래로 찾아오시는 70세의 여성 협심증 환자가 있다. 관상동맥에 스텐트를 여러 개 넣고 오랜 세월 동안 묵묵히 약을 드시고 있다. 그분이 어느 날 내게 툭 던지듯 말했다.

"교수님, 나 이혼했어요. 52년 만에 드디어!"

"네? 다 늦은 나이에 좋게 좋게 해결하시지, 왜 헤어지셨어요?"

그리고 이야기가 이어졌다. 그날 나는 이 가슴 아픈 사연에 먹먹해졌다.

"열여덟 살에 시집을 갔습니다. 부모님을 일찍 여의기도 했고 먹고사는 데 녁녁할 거라는 믿음으로 오빠들이 정해준 혼처로 시집을 갔죠. 그런데 막상 가보니 남편은 경제 개념도 없고, 술만 먹으면 폭력을 행사했습니다. 여전히 그래요. 술 먹고 집에 오는 남편 발자국 소리만 들어도, 아이들을 피하게 하고 난 온몸으로 버텼습니다.

시부모님 돌아가시고 그 재산 지키려고 내가 안 해본 장사가 없어요. 5남매를 지키려면 내가 강하게 버텨야 했죠. 아이들 키우면서는 다 커서 시집 장가 보낼 때까지 참았습니다. 막내딸 시집보내고 나서는 사돈댁 눈치 보며 참았고요. 참고 또 참다 보니 내 몸은 산산조각나고 망가져가고 있었습니다.

아침에 눈을 떠 거울을 보면 산송장을 마주보는 듯했습니다. 머리카락부터 발끝까지 내 몸 구석구석에 한이 서려 있었어요. 결국에는 아이들이 나서서 이혼을 하게 되었어요. 재산 분할 소송도 하고. 제발 더 이상 참지 말라고. 이제는 살고 싶은 대로 살아가라고. 아이들이 강하게 나를 끌고 나왔고, 드디어 난 자유의 몸이 되었습니다.

이제야 오빠들에게, 오랜 세월 동안 차마 말 못 하고 눈물로 꾹꾹 눌러 쓴 편지를 주니, 어떻게 이렇게 살았냐고, 같이 한참을 울었지요. 산다는 게 나한테는 왜 이리 힘든 일이었을까요."

이야기를 듣던 나는 결국 눈물을 터뜨리고 말았다. 환자들의 아픔을 객관적으로 해결해주고자 한 의지가 깊은 연민으로 빠져 울고 말았다.

진료가 지연되어 대기 시간이 길어졌고 환자들이 웅성거리기 시작했다. 한참을 기다리고 들어온 남자 환자분에게 사정을 얘기하고 죄송하다고 하니 그분이 말씀하셨다.

"옛날 우리들의 어머니, 아내들은 다 참고 살아 화병이 많았죠. 그래도 그분은 오늘 행복했을 겁니다. 교수님이 들어주셔서."

여기에 다시 뭉클한 감동을 느꼈다.

그녀는 속으로 분노를 삼키고 참는 것이 일상이 된 전형적인 9번 유형의 사람이다. 과거에는 사회 질서 속에서 내가 어떤 위치에 속하고 다른 사람들이 나에 대해 뭐라고 말하느냐에 따라 나의 가치가 결정된다고 믿었다. 참는 것이 여자의 미덕이라고 믿어 수십 년을 꾹꾹 참아온 수많은 어머니들이 너무 안타깝다. 그녀들의 심장을 생각하면 내 가슴이 아린다.

이제부터는 하고 싶은 것, 참지 말고 하자. 내 심장이 즐겁고 행복한 것이 내가 살아가는 이유니까. 우리는 이제 심장으로 생각해야 한다. 그래야 내 가슴이 아프지 않다.

겨울 왕국 탈출기

또 다른 50세 여성 환자가 최근 고혈압과 고지혈증을 진단받은 후 가슴이 답답하다고 왔다. 검사 결과, 혈관에 콜레스테롤이 침착돼 뭉친 경동맥 죽상경화반이 심했고 협심증이 동반되어 있었다. 조기 동맥경화가 빨리 진행된 것이다. 도대체 그녀에게 무슨 일이 있었을까?

"전 항상 겨울 왕국에 있는 것 같았어요. 좋은 엄마이고 좋은 아내이고 싶었어요. 그래서 속으로는 울고 있어도 항상 미소를 짓고 살았던 것 같아요. 그런데 혹시 아세요? 밤마다 맹수가 옆에 도사리고 있는 듯한 그 서늘함을."

추위에 떨게 한 맹수는 바로 그녀의 남편이었다. 남편은 경제력 있고 책임감 있는 가장이었지만, 직장 스트레스를 술로 풀었고 집에 와서는 폭군으로 변했다. 그러고 나서는 자책하고 또 힘들어 술을 마시고, 그렇게 반복되었다. 마치 지킬 박사와 같은 이중인격을 보였다.

지킬 박사는 겉으로는 선행을 베풀며 연구에 매진하는 과학자이지만 내면의 욕망을 주체하지 못하는 사람이다. 그는 완벽한 이중생활을 위해 에드워드 하이드를 만들어낸다. 큰 키에 미남이었던 지킬은 하이드의 서늘한 눈빛과 일그러진 얼굴, 난쟁이만 한 체구가 마음에 들었다. 그동안 억눌렀던 자신의 진짜 모습이었기 때문이다.

하지만 시간이 갈수록 욕망을 분출하는 자신의 본모습에 깊은 좌절과 죄책감을 느껴 통제해야겠다고 결심한다. 그런데 하이드로는 쉽게 변신이 되나 지킬로는 돌아오기 힘든 지경이 된다. 결국 지킬로 변하는 약품이 떨어지자 하이드로 사는 삶을 택하지 않고 스스로 목숨을 버리게 된다.

'지킬 앤 하이드 인격장애'라는 것이 존재한다. 타인에게는 더없이 너그럽다가 집에만 오면 식구들을 악랄하게 학대하는 병이다. 집안 식구들은 내 것이며 그들의 잘못은 타인에게 들키면 안 될 내 허물이라 여겨 무자비하게 학대한다. 하지만 이들 중 많은 수가 알코올중독으로 빠지는 것은, 지킬이 괴물로 남게 된 자신을 용서할 수 없는 것과 비슷하다.

그녀의 이야기를 듣다 보니 '스트레스와 토끼' 실험이 생각났다. 고지방 식이를 토끼 두 그룹에 나누어 먹이고 스트레스가 동맥경화에 미치는 영향을 관찰하였다. 한 그룹은 쓰다듬으며 사랑을 주면서 키웠고, 다른 한 그룹은 각각 고립시켜 밤마다 맹수의 울음소리를 들려주며 키웠다. 놀랍게도 스트레스를 준 토끼들만 동맥경화가 진행되었다. 동물도 이런데 하물며 사람은 어떨까.

화병의 주인공은 겉보기에 편안한 인상이고 조용하며 '나대지' 않는 미덕을 가진다. 매사에 수용적이고 갈등을 회피하는 토끼 같은 사람이다. 본인의 감정은 속으로 삭히고 삭힌다. 그리고 과거의 기억을 곱씹으면서 현재에 열중하지 못한다. 또한 이들은 내적 갈등에서 도망치기 위해 의욕 상실과 나태의 습관화로 알콜올중독에 빠지기 쉽다.

겉으로 보이는 온화함 속에 분노가 들어 있어 결국 폭발이 일어나기도 한다. 이들은 타인의 생각이나 감정은 공감할 수 있지만 스스로의 내면은 깨닫지 못한다. 그래서 겨울 왕국에 살고 있는 그녀에게 이런 내용을 전하고 싶다.

1. 스스로에게 사랑한다고 크게 말해주세요.
2. 꼭 심장을 토닥이면서 그동안 참 고생이 많았다고 속삭여 주세요.
3. 더 이상 심장을 놀라게 하지 말고 놀게 해주세요.
4. 하루 10분씩 두 번 신나게 춤을 추거나 달리기를 해서 땀을 내고, 4-7-8 호흡법으로 명상해보세요.
5. 마지막으로 용기를 내어 마음을 열고 남편의 심장과 대화를 시도해보세요.

자신의 가치를 있는 그대로 인정해주고 사랑해줄 수 있는 사람은 자신이다. 현실을 받아들이고 내 심장이 내는 소리에 귀 기울여보자. 그래야 온전히 현재에 존재하는 가운데 나를 자유롭게 해줄 수 있다. 겨울 왕국에 봄은 그렇게 찾아온다.

해내는 용기와 받아들이는 지혜

9번 유형은 분노를 표현하지 않으려고 스스로 억압하지만, 생존 본능의 에너지가 강하다. 그래서 스마일 페이스 증후군이 나타난다. 밝은 모습을 유지해야 한다는 강박이 있으면서도 슬픔과 분노 같은 감정을 제대로 발산하지 못해 심리적으로 불안정하다. 진짜 감정을 억제한 채 늘 웃는 얼굴로 고객에게 서비스하는 감정노동자들이나 경쟁에 내몰리는 직장인들에게서 흔히 보이는 스트레스 증상이기도 하다.

해결책은 화가 난 하루를 돌아보는 일기를 쓰거나, 적절한 화풀이를 하는 것이다. 화를 나게 한 상대방과 가슴을 열고 대화하거나, 분노를 그림, 노래, 춤, 운동이나 명상으로 발산하는 방법을 써보면 도움이 된다.

이러한 유형에게는 걱정이 많다. 미국의 심리학자 어니 젤린스키에 의하면, 걱정의 4% 정도만 우리가 해결할 수 있는 것이고 나머지 96%는 그렇지 않다고 한다.

우리의 마음속에는 의식하지 못하는 사이에도 끊임없이 생각을 거듭해 문제의 매듭을 지으려는 기전이 있다. 그래서 성공보다는 실패를 더 오래 기억하고, 지금의 성취된 사랑보다는 안타까운 첫사랑을 되새기는 법이다. 이것이 자이가르닉 효과다.

알라딘이 램프의 요정을 불러내듯이 실제로 일어날 가능성이 없는 일에 대해 근심하고 걱정을 수시로 불러내 스스로를 괴롭히는 현상을 램프 증후군이라 한다.

해결책은 정신력을 바탕으로 운명을 개척하는 합리적 낙관주의를 기르는 것이다. 합리적 낙관주의는 목표를 반드시 달성하겠다는 강한 의지를 동반하며 객관적 현실을 인정하고 수용하게 한다. 힘들어도 내가 노력하면 할 수 있는 일을 끝까지 해내는 용기, 어떻게 해도 해결되지 않는 일을 담담히 받아들이는 지혜. 이 두 가지가 필요하다.

1번, 깐깐한 원칙주의자의 최선

원리 원칙대로 되지 않으면 화가 나는 유형이다.
마땅히 옳은 것과 해야만 하는 일이 확실해 대나무 같다.
완벽주의에 독선적이기도 하다.

1번 유형인 당신은 도덕적으로 완벽하기를 원한다.
당신은 은색이다. 완벽해야 하고 개미처럼 일해야 해서 항상 시간이 부족하다고 느낀다. 사적인 대화를 나누는 시간이 아깝다. 내 속에 있는 분노를 표현하거나, 하고 싶은 욕구를 충족시키는 것이 옳지 않다고 생각한다. 침착한 성격이다. 부모님 그중에서도 아버지가 엄했고, 어린 시절부터 옳고 도덕적이며 완벽하고자 하는 나를 만들었다.

하지만 한 번 인생이 바닥을 치면 자신감을 잃고 우울증에 빠지기도 한다. 이럴 때는 여유를 가지고 사람들과 좋은 관계를 맺고 유지하는 데 에너지를 쓰는 것이 좋다. 숨겨진 나를 받아들이고, 경직성을 버리고 느긋하게 현재를 즐길 필요가 있다.

스스로에 대한 기준을 낮추고, 결국 굽은 나무가 산을 지킨다는 것을 받아들여야 한다. 그때는 그때였고, 지금은 지금이라고.

'견딜 수 없을 때는 흘러가게 두라.'

'용서하라. 그리하면 네가 용서를 받을 것이다.'

1번 유형은 정의로운 개혁가이다.

이 세상에는 완벽한 것과 치명적 결함이 있는 것, 둘 중 하나만 존재한다고 믿는 당신은 정의감이 강하고 근면하다. 완벽을 추구하는 강박과 분노를 억누르는 의지 때문에 무거운 짐을 진 괴로운 인생을 살 수도 있다. 억누른 분노 때문에 신경증, 이중생활, 알코올중독, 폭력 등의 부작용을 초래하기도 한다. 가장 인내심이 강한 유형이지만 스스로와 타인에게 너그럽지 못하다. 그들에게는 판단하지 않는 공감이 필요하다.

성장하기 위해 자신을 신뢰하고 현실을 받아들이는 법을 배워야 한다.

당신의 장점은 '침착함'이다. 그러니 완벽이라는 비현실적 기대치를 포기하자. 스스로에게 너그러워지는 그대로의 자기 자신을 허용하자. 나쁜 면을 신경 쓰는 부정적인 태도에서 좋은 면을 찾는 긍정적인 태도로 변해야 한다.

완벽이란 조금씩 완성된다는 것을 명심하자. 실패는 진정한 완벽을 추구하기 위한 과정임을 깨닫고 두려워 말자. 그리고 조금씩 발전해나가는 부드럽고 유연한 자세를 가지자. 분노를 자각하고 통제해 에너지의 원천으로 바꾸자. 즐거움을 추구하는 삶에도 가치가 있다. 스스로를 위한 즐거운 계획을 세우자. 그러면 더 이상 초조하지 않고 편안한 심장이 될 것이다.

비판보다는 솔선수범하고, 나의 조언이나 비판이 누군가에게는 아픔이 될 수 있음을 알고, 결과만이 아니라 진행 상항도 알자. 안내자이자 멘토가 되어주고, 감정을 부드러우면서도 솔직하게 표현하자. 충분은 완벽과 다르다는 것을 알고, 스스로를 용서할 줄 알자. 비판보다는 칭찬을, 질책보다는 격려를 하자. 현재를 즐기는 여유를 가지고 기준을 적절히 정하자. 단순하고 건강한 삶을 살자. 태권도 같은 운동이 좋다.

내가 만든 규칙은 내가 다시 만들 수 있다

스스로 만들어놓은 삶의 규칙에 최선을 다하고 원칙대로 살아가는 1번 유형. 고집 세고 자존심 강한 데이지 여사와 흑인 운전사가 함께한 일상을 다룬 잔잔한 영화 〈드라이빙 미스 데이지〉에서 모델링해보자.

72세의 데이지 여사는 전직 교사 출신의 고집 세고 깐깐한 유태인이다. 어느 날 그녀는 직접 운전을 하다가 이웃집 울타리를 들이받고 만다. 고령에 운전 미숙이었다. 사고 소식에 놀란 아들은 더 이상 운전을 하지 말라고 당부하지만, 여사는 자신의 실수를 인정하지 않는다. 아들이 운전사를 고용하겠다고 해도 싫다며 고집을 부린다. 그녀의 태도는 모순적이다. 자신에 대한 돌봄은 수용하지만 그 방식은 스스로 선택하기를 원한다. 이는 모자람 없이 사회 체계에 부합하고자 하는 완벽주의 유형의 특성이기도 하다.

결국 여사의 아들이 우여곡절 끝에 운전사를 구해 보낸다. 운전사 호크는 겸손하고 근면하면서도 주관이 뚜렷한 60대 흑인이다. 데이지 여사는 못마땅한 기색이 역력하다. 스스로 생각하는 자신은 남에게 도움을 구하지 않고, 검소하며, 정직한 사람이다. 그런 만큼 사람을 쉽게 믿지 않고 편견으로 호크를 대한다. 더구나 영화의 배

경은 흑인에 대한 차별이 심했던 1950년대의 미국 남부 도시 애틀랜타다.

어느 날 집에 있던 통조림 하나가 없어졌다고 난리를 떨던 여사는 호크를 의심한다. 하지만 전날 먹던 돼지고기의 상태가 안 좋아 호크가 통조림을 먹었고, 그가 새것으로 사 왔다. 공연히 의심했던 여사는 호크에게 신뢰를 보이기 시작하고, 둘의 사이도 점차 가까워진다. 직접적으로 마음을 표현하지 않지만 데이지 여사는 글을 못 읽는 호크에게 습자 교본을 선물하기도 한다.

세월이 흐르고 데이지 여사는 치매 증상을 겪고 양로원에 들어간다. 호크는 친구로서 방문하고 여사는 그를 반긴다. 그녀가 호크에게 묻는다.

"어떻게 지내나?"

"최선을 다하고 있죠."

호크의 대답에 데이지 여사가 미소 짓는다.

"나도 그래."

호크는 데이지에게 스스럼없이 파이를 먹여준다.

완벽주의 성향의 사람들은 자신이 지키고자 하는 가치를 위해 노력한다. 최선이란 단순히 많이 이루는 것이 아니다. 자신이 찾고 정한 길을 성실히 나아가는 삶의 태도다. 괴팍해 보이는 데이지 여사는 자신의 신념에 최선을 다한 사람이다. 그런 여사를 한결같이 존중하며 늘 성실했던 호크도 최선을 다하는 사람이었다.

나 역시 하루하루 스스로 만족하는 가치를 위해 시간을 쪼개 쓴다. 그런 삶이 버거울 때 나에게 속삭여본다.

'생각이 많아도 괜찮아.'

'가끔은 멈춰서 뒤를 돌아볼 수 있는 용기를 가져.'

'너무 애쓰지 말고 심장을 설레게 하는 것을 해.'

'즐기지 못하는 꿈은 진짜 꿈이 아니야.'

'가끔은 삐뚤빼뚤 날아도 괜찮아.'

나를 가두는 고정관념에서 벗어나기

유방암 수술 후 미세혈관 협심증으로 치료받던 50세 여성 환자. 최근 새벽마다 가슴 통증이 심해 남편과 함께 예정에 없던 내원을 했다.

"최근 무슨 일 있으셨어요?"

"아무 일도 없는데 괜스레 마음이 불편하고 가슴 깊은 곳에서 쥐어짜는 통증이 느껴져요."

"지금 당장 생각나는 스트레스가 현재 통증의 원인이 아닐 수도 있어요. 오래전부터 겪어온 가슴앓이가 쌓이고 쌓여 심장이 예민해지고, 혈관 내피세포가 병이 들어 수축 이완의 균형이 깨진 상태가 됩니다. 결국 별것 아닌 최근의 어떤 일에 심장이 과민하게 반응을 한답니다."

갑자기 여기서 울음이 팡 터지는 환자. 그리고 옆에서 그저 고개를 끄덕이는 남편.

"아내는 그동안 누군가를 챙겨야 하고, 완벽하게 일을 소화해내는 것을 보여주고 싶어 아등바등 살았습니다. 가슴속 뭔가를 품고 사는데 표현하지 않아 나는 몰랐어요. 또 내가 젊었을 때는 이야기를 들어주지도 않았고 대화 상대도 없었어요. 최근에는 그동안 힘들게 살던 남동생이 가게를 차렸는데 잘되길 바라니까 엄청 신경 쓰더라고요. 나도 나이가 들고 작년에 아프고 나니 아내가 이해가 되고, 또 내 주위를 돌아보게 되네요."

그러고는 아내의 이야기를 들어준 나에게 감사하다는 인사를 거듭했다. 환자의 표정도 조금 밝아져 있었다. 그다음 주에 입원해 심장 정밀검사를 받기로 했다.

이형성 협심증으로 치료받고 있는 또 다른 55세 여성 환자. 약을 먹고 증상이 좋아지다가 최근 가슴이 아프고 소화도 안 되고 숨쉬기가 답답해졌다고 한다.

"최근 무슨 일 있으셨어요? 감정을 꼭꼭 가슴에 가둬놓고 있으시죠? 오래전부터 겪어온 가슴앓이가 쌓이고 쌓여 심장이 예민해지고 경직되어 외부 자극에 과민하게 반응한답니다. 그리고 심장뿐 아니라 소화기관도 함께 불편하다는 신호를 보내기도 하지요."

"아, 내가 살아온 인생은 힘든 삶의 역사입니다. 책임감 없는 남편에게 의지 못 하고, 가족들을 보살피기 위해 정말 이를 악물고 살아왔어요. 누군가에게 힘들다고 말하는 것은 나에게 사치였고, 그런 상대도 없었습니다. 생각해보니 참 움츠리고 살아왔네요. 내 심장이 불쌍해요."

"지금이라도 표현하고 사세요. 화를 내라는 것이 아니라, 몸이 반응하는 것을 느끼고, 몸에 쌓여 있는 감정을 내 심장이 좋아하는 쪽으로 표현해보세요. 춤을 추거나, 사우나를 하거나, 노래를 하거나."

이 두 내담자는 자신의 역할을 완벽하게 해내기 위해 노력해온 1번 유형의 사람들이다. 우리가 무언가를 혹은 누군가를 본다고 할 때는 어떤가? 사실은 내가 보고 싶은 것만 보는 경우가 많다. 나의 필요에 의해서가 아닌 있는 그대로를 보는 마음의 시력이 우리에게 필요하다. 나는 이제야 환자들을 협심증, 고혈압, 고지혈증, 심부전이라는 병명이 아닌 마음으로 보고 있다.

내가 당신을 보고, 당신을 둘러싼 역사를 이해하고, 당신을 사랑한다는 것. 진정한 관계를 형성하는 데 있어 가장 중요한 부분이다.

닫혀 있던 내 마음의 문을 여는 법

가슴이 아픈 60대 어머니들에게 묻는다.

"당신의 30대 삶은 어땠나요?"

"하고 싶은 말을 가슴에 꾹꾹 품고 살진 않았나요?"

환자들의 스트레스를 인터뷰하면서 놀라운 사실을 알게 되었다. 내가 진료를 본 심장병 환자 가운데 중년 여성 대부분이 30대부터 심장이 고장 나고 있었다. 그들은 화를 참고 누르면서 수십 년을 살고 있었다. 무엇이 그들의 심장을 멍들게 했을까?

그녀들의 스트레스는 대부분 인간관계였다. 사람과의 소통에서 하루하루 존재감을 느끼는 여성들은 취직 후 겪는 힘든 관계 혹은 결혼하고 맺게 되는 관계에서 아픔을 겪는다. 대립되는 말만 하면 벌컥 화를 내는 남편, 허물을 찾으려고 호시탐탐 노리는 시댁 식구, 사고를 치고 뒷감당을 맡기는 자식, 일방통행을 강요하는 직장 상사들이 그들 주위에 있다.

"허구한 날 술 먹고 와서 때리고 집어던지고. 그래도 자식들 생각해 나라도 정신 차리고 살아야 했지요."

"힘들고 억울해도 그 말을 할 용기도 대상도 없었어요. 참는 게 차라리 편하고 또 그래야만 한다고 생각했지요."

그 남편들은 이제 세상을 떠났거나, 기가 꺾여 조용히 옆자리를 채우고 있다. 하지만 그녀들의 심장은 이미 조금만 주위 사람에게 신경 써도 아프다는 신호를 즉각 보낸다.

한 환자의 고백이 나를 울렸다.

"결혼 후 돈은 풍족했지만, 남편의 폭력과 일일이 감시받는 생활을 수십 년 참아왔습니다. 최근에는 치매에 걸린 남편을 간호하는 시간이 너무 힘들었어요. 이겨내셔야지요, 교수님의 이 말씀 한 마디를 붙잡고 지난 3개월을 버틸 수 있었습니다."

"만약 30년 전으로 돌아간다면 뭘 하고 싶으세요?"

"좀 없이 살아도 서로 사랑한다 말하고 아껴주며 오순도순 사는 삶이 너무 부러워요."

"그때 만약 할 말을 하며 소통을 잘했다면 지금 어머니의 심장은 어땠을까요?"

"용기를 내서 그랬더라면 좀 더 행복했겠지요."

여자는 이렇게 살아야 한다, 혹은 착하게 보여야 한다는 허물을 벗어내자. 스스로의 감정을 깨닫고 사랑하고 사랑받아야 한다. 그러기 위해 우리는 마음을 열어야 한다. 내 심장이 하는 이야기에 귀를 기울여야 내 삶을 찾을 수 있다.

마음의 문을 여는 데 도움이 될 수 있는 방법들이다.

첫째, 나 자신에 대해 잘못된 고정관념이 형성되지 않도록 한다. 내가 제일 잘났다는 안하무인 태도도 문제지만, 나는 무능력하다 또는 나는 사랑받을 수 없는 존재라는 시각도 잘못된 태도다.

둘째, 나만 잘되어야 한다는 욕심을 버려야 한다.

셋째, 상처를 두려워하지 말고 사람을 향해 먼저 마음을 열 수 있는 너그러운 태도와 배려심이 필요하다.

넷째, 더 나아질 상황을 기다리는 긍정적인 믿음과 인내가 필요하다. 변화는 순간에 이뤄지지 않는다. 스스로 배우고 터득하면서 누적된 행동의 결과로 변화가 일어난다.

다섯째, 잘잘못을 따지기 전 일단 상대방의 의견을 비평하지 않고 받아들인 뒤 천천히 판단하는 능력이 필요하다. 반대되는 의견조차 받아들일 수 있는 태도로 귀를 기울이면 전혀 다른 시각으로 세상을 볼 수 있게 된다.

여섯째, 내 심장에 귀를 기울여 있는 그대로의 나를 사랑해주자. 뇌가 만든 가면을 벗고 심장이 느끼는 대로 호흡하자. 살아 있는 나를 느끼자.

8번, 심장이 뛰는 곳으로 돌진하는 당신

자기주장이 강하고 마음먹은 대로 되지 않으면 화가 난다.
다른 사람에게 구속받는 것을 싫어하고 직선적이고 독단적이다.
첫인상은 차가워 보이나 마음을 열면 따뜻하고 다정한 유형이다.

8번 유형인 당신은 강인하게 나의 길을 가며 항상 도전한다.

당신은 흑백이다. 중요한 일을 실제로 하고 있는 것이 중요하고, 시간에 제약을 받지 않는다. 내 시간을 통제받을까 봐 두려워하고 스스로 결정하고 싶어 한다. 자신의 모습을 보이지 않으려고 한다. 하지만 안정 상태에 있으면 상처받기 쉬운 '내적 어린아이'를 보여준다.

배고플 때만 큰 동물을 사냥하는 호랑이처럼, 상황에 따라 힘을 적절히 쓰는 곰처럼, 어릴 때부터 혼자 힘으로 험악한 환경을 극복한 경험이 있다. 성장을 위해서는 만일에 대비하고, 충돌보다 협력이 좋다는 것을 깨달아야 한다. 다른 사람의 감정을 존중하고 같이 가는 법을 배워야 한다.

'실행에 옮기기 전에 기다리고 들어라.'

8번 유형은 도전적인 지도자다.

당신에게는 지배력과 리더십이 있다. 단호하며 특유의 힘을 가지고 있다. 직설적이고 현실적이며 자신감과 결단력이 있다. 공격을 당하면 더 강해져야 한다는 신념으로 산다. 약한 모습을 보이기 싫어하며 통제를 싫어한다. 강한 상대라도 몸을 아끼지 않고 용감하게 달려든다. 자신의 통제하에 있는 사람에게는 관대하고 책임감이 있다.

자신의 강하고 우월한 면을 주변 사람이 인정해주기를 원한다. 힘을 행사하고 타인을 지배하고자 한다. 부정한 일에 강렬한 적대감을 느끼고 정의에 집착하며 스스로의 욕구를 무시하는 경향이 있다.

성장하기 위해 타인을 지배하지 말고 자신을 개방해야 한다. 약점을 보여주는 용기를 가져야 한다.

신중함이 증가하면 강박적인 호전성을 버리고 극단적인 성격이 중화된다. 본질로부터 나오는 진정한 힘이 거짓된 허세보다 중요해진다. 자신의 연약함을 인정하고, 자신의 가치관이나 선악관에 좌우되지 않고 타인을 받아들이고 용서하자. 타인의 행복에 관심을 더 가지고 마음을 터놓자. 친절하고 부드러운 힘을 건설적인 방향으로 쓸 수 있다.

가장 강력한 행동은 무작정 돌진하는 것이 아니라 기다리는 것이다. 그러면 충동적 행동은 진지하고 통찰력 있는 생각으로 변하고, 성급한 행동을 완화할 수 있게 된다.

상대방의 말을 끝까지 경청하는 인내를 훈련하자. 그러면 세련된 판단을 하고 인간관계의 흐름에서 직관적 접촉을 하는 사람으로 바뀔 것이다.

이 새로운 통찰력은 예전에는 상상도 할 수 없던 융통성을 가지게 해줄 것이다. 감정이입과 연민을 가지게 된 당신은 더 이상 자신의 이익에만 관심을 가지지 않고, 타인이 이익을 얻고 꿈을 이루도록 하는 사랑의 리더십을 가지게 된다.

힘을 올리고 신체 에너지를 증가시키는 근력 운동이 좋다.

기다릴 줄 아는 용기

1950년대 중반에 심장전문의 프리드먼과 로젠먼은 고혈압, 흡연, 콜레스테롤만으로는 산업화한 지역에서 급격히 증가하고 있는 관상 동맥질환을 설명할 수 없다고 생각했다. 그는 심장병이 독립적 위험인자인 행동학적 특성에 의해 증가한다는 관찰 결과에 기초해 성격적 특성을 연구했다. 그 결과 보통 심장병 환자의 성격특성을 A형(타입 A) 성격이라고 한다.

A형 성격 유형은 특정 환경에 의해 유발되는 행동 감정의 반응으로 조바심, 공격성, 강렬한 성취욕, 시간적 긴박감, 인정받고 싶은 욕구, 진보에 대한 욕구가 강하다. 이는 성과 지향적 성격으로 동기부여가 잘 되고 빠르고 정확한 성과를 내는 장점이 있는 반면, 소위 다혈질 패턴이라 스트레스에 민감하고 혈압을 높이는 카테콜아민 호르몬 분비가 급속히 일어나 심근경색등의 관상동맥 질환 발생과 연관 있다고 알려져 있다. 재미있는 것은 반대로 동기부여가 잘 되는 성격이라 교육의 효과도 커서 생활 습관 교정이 수월하다. 나도 비슷한 성격으로 8번 유형이다.

나는 자기주장이 강하고 자신감이 넘치며, 무엇이든 스스로 알아서 하고 자기절제력이 높아 일의 성과가 좋았다. 좋고 싫음이 뚜렷하고 스스로 이런 모습이 가치 있다고 생각했다. 하지만 누군가에게는 위협적인 모습이 될 수 있고, 특히 관료주의 조직 내에서 8번 유형의 여성은 보스들이 좋아하는 모습이 아니다. 그래서 가끔 시기와 경계의 대상이 되기도 했다. 그리고 이런 성향 때문에 불이익을 당하면 나는 더 강해지려는 열정을 가졌고 다시 도전했다.

나는 의사소통할 때 상대가 즉각적인 반응을 보이지 않으면 나를 무시했다고 느껴 화가 난다. 특히 내가 어떠한 일을 언제까지 해 달라고 했을 때 상대의 반응이 없으면 더 이상 그 사람과의 관계를 지속하고 싶지 않다고 느낀다. 이제는 나를 돌아보고 나의 원칙보다는 다른 사람의 입장을 고려하고 조화와 균형을 이루도록 노력하고자 한다. 기다려야 할 때 기다릴 줄 아는 것이 용기다.

심장이 뛰는 삶의 전환점

신은 신화를 만들지만 인간은 기적을 만든다고 한다. 1901년 63세의 할머니 선생님 애니 에드슨 테일러는 일찍 남편을 잃고 학교에서 예절교육을 가르치며 살았다. 그런데 학교가 문을 닫게 되자 궁핍한 생활고에 빠진다. 어떻게 하면 명예와 돈을 얻을 수 있을까 고민하던 중 나무통에 들어가 나이아가라 폭포를 타고 내려오는 황당무계한 모험을 계획한다.

애니는 자신의 몸에 꼭 맞게 주문 제작하고 이불로 패킹한 나무통에 들어가 거대한 폭포를 향해 떠내려가기 시작한다. 숨죽여 쳐다보던 사람들이 무모한 도전이라고, 그녀가 죽었을 거라고 단정 지으며 나무통을 여는 순간, 그녀는 아무렇지도 않게 당당히 나온다. 애니는 이 사건으로 일약 유명인이 되어 도시를 돌며 강연회를 연다. 하지만 막상 그 용감한 여인이 볼품없는 늙은 여자였다는 사실이 알려지자 사람들은 금세 흥미를 잃는다. 결국 애니는 폭포 근처에서 관광객을 상대로 자신의 사진이 들어간 엽서와 책자를 팔며 근근이 말년을 보냈다고 한다.

결과는 좀 씁쓸하지만 비록 세상의 시선이 냉담하고 육체는 예전 같지 않아도, 인생에 맞설 용기와 도전정신을 지닌 심장은 여전히 젊다는 것을 다시 한 번 느낀다. 10년 후 칠순이 넘은 애니는 이렇게 말했다고 한다.

"나이아가라 폭포를 보는 사람들에게 나무통에 들어가 폭포를 타넘은 사람에 대해 묻는다면 대단한 일을 해냈다고 누구나 인정할 거예요. 나는 '그 일을 한 사람이 바로 나다'라고 말할 수 있는 것에 만족해요."

누구에게나 한 번쯤 심장이 터질 것 같은 벅찬 경험이 있을 것이다. 마음속에서 일어나는 감각은 생기자마자 사라지지만, 심장이 터질 듯한 경험은 삶의 전환점이 되기도 한다. 애니의 기적을 통해 우리는 배운다. 짧은 인생에서 무모하더라도 내 자신을 모두 내던져 해낸 일이 있다면 결과와 관계없이 스스로에게 당당한 내가 될 것임을. 그리고 그 일은 다른 사람에게 좋은 영향을 끼칠 것을 믿는다.

인간만이 가질 수 있는 양면성이 연민과 잔인함이다. 내 모든 꿈과 열정이 보다 많은 사람들을 이롭게 하는 방향으로 향할 때, 이는 심장을 뜨겁게 하는 연민이 될 것이다. 반면 오로지 나만의 뛰어남을 증명하는 쪽으로만 향한다면 이는 누군가에게는 서늘함을 느끼게 할 잔인함이 될 수 있다.

행복한 사람은 상처가 없는 사람이 아니라 상처가 많지만 스스로 치유할 줄 아는 사람이라고 한다. 그동안 나는 얼마나 이런 행복한 감정들을 잊고 살았는지, 뭔가 보여줄 만한 것을 이루어내는 것이 내 존재의 의미라 생각해왔다. 그리고 그동안 그렇게 아등바등 살아온 노력들이 지금의 나에게 큰 밑거름이 되어준 것을 인정한다. 하지만 이제는 '내가 대단하다, 나 아니면 안 된다'는 것을 증명하는 것보다 '나로 인해 주변이 얼마나 긍정적으로 변할 수 있는가'

가 내 존재의 의미라는 생각이 든다.

큰 행복을 한꺼번에 혼자 이루려 하지 않고 일상의 작은 기쁨을 발견하고 사랑하는 사람들과 행복을 나누고 싶다. 내 꿈을 향한 열정적인 도전도 중요하지만, 필요한 경우에는 한 걸음 물러서서 보는 법을 터득할 시점이다. 더군다나 내 가족과 주위의 벗들과 소중한 시간들을 가지면서 앞으로 남은 긴 시간들을 행복하게 살기 위해서는.

어린잎일 때는 머리를 들고 위로 자라지만 잎이 커질수록 고개를 숙이고 자신을 낮춘다. 이제는 주위를 둘러보고 필요한 누군가의 손을 잡고 같이 걸어가는 법을 배워야 하는 시간이다.

행동을 바꾸지 못하는 지식은 무용지물이라고 한다. 지식은 '경험×감수성'으로 형성된다. 내가 살면서 겪는 삶의 수많은 경험들. 여기서 느끼는 감각, 생각, 감정들이 나에게 미치는 영향들이 어우러져서 나의 지식이 된다. 나를 찾아가는 여행에서 경험하는 감수성으로 나의 행동들을 조금씩 바꾸어나가보자.

몰입과 집중으로 성장하는 법

'모든 성장하는 사람은 엇비슷하지만 성장하지 않은 사람은 제각기 나름대로 성장하지 않는다.'

평생 '어떻게 살 것인가'라는 화두를 안고 산 톨스토이. 석영중 교수는 『어떻게 살 것인가』에서 이 질문에 대한 톨스토이의 해답은 성장이라고 말한다. 그가 1877년에 쓴 명작 『안나 카레니나』에서 주목할 인물은 톨스토이의 분신이자 8번 유형의 전형인 '레빈'이다. 소설의 첫 문장 "모든 행복한 가정은 엇비슷하지만 불행한 가정은 제각기 나름대로의 불행을 안고 있다"는 결국 성장과 행복에 대한 이야기다.

성장하지 않는 사람은 다 이유가 있다. 행복을 느끼면 더 이상의 비교도 이유도 무의미하다. 하지만 불행을 느끼는 순간 수많은 이유와 불만이 생겨나기 마련이다. 소설에서 레빈의 성장에는 세 가지 단계가 있다. 몰입, 소통, 죽음의 기억.

"정신이 한곳에 온통 쏠려 자신을 잊고 있는 경지에 이르러야 한다. 낫이 저절로 풀을 베었다. 그것은 행복한 순간이었다."

레빈은 몇 시간 동안 몰입해 농부와 풀베기를 했다. 그래서 시간의 흐름을 느끼지 못하고 30분 정도로만 느꼈다. 일에 대해 아무 생각을 안 했는데도 일이 저절로 정확하고 정교하게 되어가는 순간이 우리에게는 가장 행복한 시간이다. 즉 몰입은 시간의 흐름을 망각하게 한다.

몰입을 하면 자연스럽게 교감을 느끼고 말로는 형언할 수 없는 신비한 유대감이 생긴다. 그리고 삶의 큰 기쁨인 소통이 일어난다. 좋은 소통은 말을 많이 하는 것이 아니고 대화하는 것이다. 진정한 소통은 말을 자제하고 듣거나 보는 데 집중하는 것이다.

톨스토이는 평생토록 죽음의 문제에 골몰했다고 한다. 처음에는 죽음에 대해 분노하고 화가 났다. 그가 마침내 찾은 해답은 '죽음을 기억하는 것'이다. 이는 '오늘 밤까지 살라. 동시에 영원히 살라'는 거다. 죽음을 미워하고 분노하는 대신 죽음을 기억하라. 그러면 현재가 더욱 풍요로워진다. 매 순간 순간이 삶의 소중한 선물이 된다. 오늘 죽을 수도 있다는 사실을 잊지 말고 유한한 삶에 최선을 다해야 한다. 죽음을 기억하는 삶은 변화를 수용하는 삶이며 시간과 더불어 사는 삶이다.

톨스토이는 성장을 끊임없는 성찰과 학습을 통해 자기완성에 도달하는 과정이라고 했다. 성장에는 '나와 세계'의 관계가 중요하고 성장은 '나'에게서 시작된다. 내가 나를 알고 나를 이해하며 나와 훌륭한 관계를 맺으면서 더 나은 '최선의 나'를 만들어가는 것이다.

욕구 충족의 기쁨은 순간적이다. 하지만 성장의 기쁨은 오래가고 지속된다. 단순한 행복 그 이상이다. 성장은 인간 실존의 조건이다. 성장하지 않을 때 인간의 기쁨도 끝나고 삶도 끝난다. 결국 성장은 자기의식에 몰입하고 집중하며 더 많은 사람과 세상과 교감하고 공감하면서 죽음을 기억하는 것이다. 그리고 현재에 충실하며 기쁨을 느끼는 것이다. 이것이 행복이다.

톨스토이는 말했다.

"우리에게 기쁨을 주는 것은 진리 그 자체가 아니라 진리에 도달하기 위해 우리가 기울이는 노력이다."

성공보다는 성장을

나에게 성공이란 무엇이었을까? 돌아보면 어릴 때는 원하는 대학에 가는 것이었고, 한창 사랑에 빠졌을 때는 원하는 사람과 결혼하는 것이었다. 원하는 과의 교수가 되고, 논문을 많이 쓰고, 좋은 집을 사고, 그렇게 돈과 명예가 삶의 목표였던 적도 있다. 그러나 이러한 목표를 달성한다고 해도 성공의 종착점은 오지 않았다. 스티브 잡스의 말처럼 항상 배가 고프고 모자람을 느낀다.

내가 느끼는 행복은 어쩌면 내가 성장하고 있다고 생각되는 그 순간순간에 있는 것 같다. 생각과 경험이 더 풍부해지고, 나의 잠재력이 충분히 발휘되고, 더 단단해지는 내 의지와 마음. 이러한 것들이 모여 나의 고유한 가치가 높아지는 것. 이것이 나의 성장이다.

내가 모르던 나의 강점이 내 한계를 극복하게 한다. 이것이 나의 성장이다. 두려워하는 상황을 피하지 않고 잘 파악하여 정면대결하고, 또한 감당해나가는 용기. 이것이 나의 성장이다. 분노로 가슴에 칼이 꽂히는 아픔이 있더라도 감정을 다스려 나와 타인을 위해 생각하는 인내. 이것이 나의 성장이다. 어제보다 나은 오늘을 위해, 그리고 내일의 태양이 뜰 내일을 위해 매일 조금씩 앞으로 나아가는 노력. 이것이 나의 성장이다.

순간에 만족하지 않고, 능력을 모두 쏟아낸 성장을 통해 높아진 나의 가치. 그리고 더 큰 만족감을 추구하는 도전. 이것이 나의 성공이다.

무엇보다 중요한 것은 곁에 있는 사람들과 함께 성장하는 행복이다. 한 사람의 성장이 서로의 심장을 뛰게 만들고, 더불어 같이 가는 따뜻함을 나누는 성장이 된다. 이것이 나의 성공이다. 비록 원하는 바를 이루지 못한다 해도.

누군가가 나의 성공을 막을 수 있다. 그러나 그 누구도 나의 성장을 막을 수는 없다. 따라서 평생 단 한 번도 성공하지 못했다는 핑계는 있어도, 성장하지 못했다는 핑계는 있을 수 없다. 나는 오늘도 조금씩 앞으로 나아가고자 한다. 심장과 더불어 사는 행복한 성장을 향해.

chapter 5

감정 중심: 당신과 나의 세상에서 살아가는 사람들

2번, 인정받음으로써 존재한다

쉽게 감정에 동요하고 상처받고 혼자 가슴앓이를 한다. 타인에게 인정받고 싶어 하고, 사람들이 몰라주면 속이 상한다. 사랑이 중요하며, 배려하고 관대하며 소유욕이 강하고 상대방을 조종하기를 원하는 유형이다.

2번 유형인 당신은 항상 다른 사람에게 도움을 주고 필요한 사람이기를 바란다.

당신은 빨간색이다. 좋아하는 사람과 함께 공감하는 시간이 행복하다. 인간관계를 정으로 맺는 것이 중요하고, 관계 유지에 시간을 많이 쓴다. 앞에 잘 나서지 않고 조력자 역할을 하는 겸손한 유형이다. 누군가가 나를 항상 보고 있다고 생각해 보이는 이미지가 중요하다고 생각한다. 그래서 수치스러운 것을 두려워하고 나와 함께 있는 사람과의 관계가 중요하다.

어릴 때 결핍된 환경에서 스스로 해결했던 경우가 많아 남에게 베풀 때 인정받는다고 생각한다. 하지만 자신의 욕구를 억제하고 다른 사람들의 욕구를 충족시키는 일들이 지속되면 화가 난다. 남에게 부탁하는 것을 힘들어 한다. 스트레스를 받으면 다른 사람에게 비난과 책임을 돌리고, 사랑하는 사람을 조종하려 하고 거짓말을 한다. 마치 영화 〈미저리〉의 여주인공처럼 된다.

성장을 위해 내가 준 도움이 정말 다른 사람에게 도움이 되는지 생각해보아야 한다. 나 자신이기 때문에 사랑받는 것이지 나의 서비스 때문이 아니라는 것을 알아야 한다. 나는 '아니요'라고 말할 권리가 있다는 것을 깨달아야 한다. 나 자신을 먼저 보살피고, 내 느낌을 굳이 정당화할 필요는 없다.

'사랑은 움직이는 것이지 소유하는 것이 아니다.'

2번 유형은 남을 돕는 조력자다.

당신은 동정심이 많고 관대하며 남을 잘 돌보고 사교적이다.

지나치게 낙천적으로 보이지만 생각보다 진지하고, 감정을 쉽게 드러내며, 사람들의 기분을 잘 이해한다. 주로 타인을 만족시키기 위해 노력한다. 타인에게 헌신을 다하는 것은 상대방이 자신을 인정해주기를 바라는 데서 시작된다. 이는 필요한 존재가 됨으로써 자존감을 찾으려는 욕구이기도 하다. 따라서 생각대로 일이 진행되지 않거나 주변 사람들이 이해해주지 않으면 화를 내고, 타인의 호감을 얻기 위해서 지속적으로 변신한다. 가끔 타인을 조종하려고도 한다.

성장하기 위해서는 칭찬과 인정에 관대하고 창피를 두려워하지 말아야 한다.

상대방에게 휘둘리지 말자. 타인에게 의존하려는 자신을 인정하고 이제는 자립적인 존재가 되자. 애정을 얻기 위해서는 자립적 존재가 되어야 한다. 남을 돕더라도 칭찬이나 보답을 기대하지 말자. '거부당함'을 받아들이는 여유를 가지고 분노, 슬픔, 고독 등 불쾌한 감정을 인정하고 받아들이자.

스스로를 더 독창적이고 적절하게 표현하자. 본인에게 필요한 것을 자각하고 숨기지 말자. 자신의 내면세계를 탐구하고, 남을 돕는 것 외에 자부심을 가질 수 있는 소망을 찾자. 혼자 있는 것에 대한 가치를 자각하자.

받고 싶어서 주었던 사랑

자신의 이미지 관리에 집중하고 주목받고 싶은 욕구를 가진 30세의 여성. 남자친구와 심하게 다툰 후 가슴이 터져나가듯 아프고 두근거리는 과호흡 증후군으로 응급실에 왔다. 평소에도 스트레스를 받으면 아프다는 이야기를 자주 하는 경향이 있었다고 한다.

"나는 분노가 많고 감정적으로 안정되어 있지 않아요. 화가 나면 입술이 떨려 말도 제대로 못 하고 막 울어요. 나는 사람들에게 내가 할 수 있는 모든 일을 한다고 느끼는데 아무도 나를 위해 뭔가를 해주지는 않아요. 너무 많은 일을 떠맡아서 모두 해낼 수 없다고 느낄 때 내 몸이 반응을 해요. 배가 아프거나, 숨이 차거나, 가슴이 아프거나."

히스테리성 성격, 즉 자기중심적이며 항상 다른 사람에게 주목받기를 원하고, 극적으로 과장된 감정 표현을 하며 감정의 기복이 심한 성격이다. 그녀의 방어기제는 타인의 사랑과 관심, 동정심을 유발하기 위해 자신의 상황을 과장하고 부풀려 얘기하는 행동이다. 이들에게는 내재된 열등감과 비교로 인한 상대적 빈곤감이 있고, 본인의 자존감을 남의 평가에 의해 느낀다.

심리학에서는 이를 뮌하우젠 증후군이라 한다. 1951년 영국의 정신과 의사 리처드 애셔가 '허풍선이 뮌하우젠 남작의 놀라운 모험'이라는 제목의 책에서 '뮌하우젠 증후군'이라는 이름을 따왔다. 18세기 독일의 군인이자 관료였던 폰 뮌하우젠 남작은 자신이 모험하지 않은 일들을 모험한 것처럼 꾸며 사람들을 속이고 관심을 얻었다. 뮌하우젠 증후군을 보이는 사람들은 타인의 관심을 끌기 위해 일부러 아픈 척하거나 자신의 이야기를 부풀리는 정신장애를 겪는다.

이들은 주로 어린 시절에 부모의 사랑을 못 받았거나 심한 박탈감을 경험한 경우가 많다. 부모 혹은 타인으로부터 사랑받으려는 욕구가 증상의 원인이 된다. 이를 해결하기 위해서는 남의 평가에 휘둘리지 않고 스스로의 자존감을 높여야 한다.

다음의 말을 가슴에 새겨보자.

'당신이 자신과 비슷한 사람과 관계를 맺고 있다면 이해가 쉽고 갈등도 적을 것이다. 반면 자신과 반대되는 사람을 만난다면 다른 특성들을 받아들일 기회가 될 것이다. 이는 당신의 성격을 보완해줄 것이다. 유사함과 상이함이 풍요롭게 결합된 균형 있는 관계가 건강하다.'

연인과의 관계를 정리하려는 30대 남자. 자신의 관심과 배려를 구속으로 치부하는 여자친구에게 단단히 화가 났다. 혈압이 둘쑥날

쑥하고 가슴이 아프다고 했다.

"나는 불쌍한 사람들을 보면 그냥 돕고 싶어요. 그래서 누군가의 약한 모습을 보면 끌리는 것 같아요. 그런데 내가 생각하고 배려하는 것만큼 그녀가 나를 소중하게 생각하지 않아서 속상하고 자존심 상해요. 내가 괜히 더 좋아하는 것 같고요. 내가 이만큼 해줬는데 왜 저 사람은 그것을 고마워하지 않는 건지, 왜 내가 싫어한다는 것을 알고도 자기가 원하는 대로 생활하는지, 내가 없다면 그녀는 어떻게 될는지 계속 생각하고 집착하게 돼요. 내가 먼저 시작한 사랑이니 정리도 내가 해야 할 것 같은데 생각할수록 배신감이 들고 가슴이 아픕니다."

자신의 욕구보다는 다른 사람의 욕구를 먼저 생각한다는 것. 얻기 위해서는 주어야 한다는 것. 사랑은 그냥 주어지는 것이 아니므로 사랑받기 위해서는 열심히 노력해야 한다는 것. 이런 억눌린 감정은 점점 다른 사람에게서 보이는 고통과 필요에만 집중하게 한다. 마음 깊은 곳에서 완전히 인정하지 못한 자신의 상처를 사람에게서 치유받으려고 노력하는 것이다.

사랑받고 싶다는 본인의 욕구를 억압하고, 다른 사람의 삶에 영향력을 행사함으로써 사랑과 가치를 얻으려고 할 때 나타나는 것이 자만심이다. 순수한 사랑은 우리가 진정으로 자신의 가슴과 연결되어 있을 때 자연스럽게 일어나는 본성의 일부라는 것을 잊지 말아야 한다.

    필요한 사람이 되기 전에 자신을 위해 할 일을 생각해야 한다. 그리고 나와 타인 사이의 균형을 찾는 법을 배워야 한다. 눈을 감고 내 심장이 필요하다고 느끼는 것을 부탁하라. 상대가 성장할 수 있는 공간을 허용하라. 그리고 당신의 '몸의 소리'를 들어라.

적절한 거리를 유지하라

"지나가는 길고양이만 보면 가슴이 아파요. 이 추운 날 뭘 먹고 살지, 또 얼마나 추울지."

변이형 협심증 때문에 약을 먹고 있는 55세의 여성. 그녀는 약을 먹어도 가끔 가슴 통증이 있다고 한다. 하루는 물어보았다.

"당신의 생활에 대해 말씀해주실 수 있겠어요? 무엇이 그렇게 가슴을 아프게 하는지."

그녀는 머뭇거리다 입을 뗐다.

"첫 결혼에 실패하고 지금은 또 다른 가족을 만들어 살고 있어요. 그런데 내 마음을 속 시원하게 털어놓을 상대가 지금껏 없었어요. 말이 통하지 않아서 벽을 보고 말하는 느낌이 들고 내가 무시당하는 것 같아서 점점 이야기를 안 하게 되고, 그러다 보니 항상 속으로만 이런저런 생각을 해요."

"나도 알아요. 나한테 문제가 있다는 것을. 그런데 난, 모든 게 가여워서 또 마음이 아파요. 나에게 아픔을 주는 상대도 가엽고요. 길고양이만 봐도 가여워서 오늘도 새벽부터 생선죽을 고아 고양이 집에 가져다주고 왔어요. 그렇게 무리하니까 내 몸이 점점 더 아픈 것 같네요."

"그런데요, 왜 나는 항상 외로울까요? 혼자 있을 때나 같이 있을 때나."

한참 이야기를 하던 그녀는 얼굴이 상기되고 부끄러워했다. 그녀가 진짜로 가엽게 생각한 것은 본인 자신이었다. 2번 유형의 사람은 누군가에게 공감을 받아야 온기를 느낀다. 공감하지 않는 누군가와 같은 공간에 있어서 외롭고 추운 것이다. 그리고 외로움은 다시 무언가를 돌보는 걸로 표출되고 있었다. 스트레스를 받으면 다른 사람의 슬픔에 빠져들게 하는 옥시토신의 힘 때문이다.

살아가는 데 공감은 중요하다. 즉 상대방의 감정을 내가 같이 느끼고, 나의 감정도 상대방이 같이 느껴주는 것이다. 나는 환자들의 이야기를 듣거나 영화 또는 책을 통한 간접 경험만으로도 마치 내가 그 일을 직접 겪은 것처럼 반응한다. 인간은 사회적 동물이고 다른 사람들과 소통하면서 생활해야 한다. 일만 하면서 기계적으로 살 수는 없다. 그래서 같이 살기 위해서는 다른 사람의 의도를 파악하고 공감해야 한다.

이를 위해 언어 등 의사소통 수단이 반드시 필요하고 공감이 있는 대화의 시간이 필요하다. 그것이 서로를 위한 영양소가 된다. 특히 나에게 소중한 사람이라면 더더욱 그렇다. 나는 누군가를 외롭게 하지 않았는지, 그리고 내가 외로움을 느낄 때 나에게 공감해주는 사람이 내 옆에 얼마나 있는지 생각해보자.

오지랖은 기분 좋은 두근거림이 될 수 있다

신경논리적 단계에 따르면 개인의 특성, 당시 처한 상황, 살아오면서 노출된 환경이 사람의 행동에 영향을 미친다고 한다. 하지만 이보다 더 위에 있는 것이 누군가를 위한 나의 가치와 정체성이다.

한국 사회의 특징은 타인에 대한 관심이다. 우리는 다른 사람에게 관심도 많고 그에 대한 이야기도 많이 한다. 한국적 환경을 정의하는 단어 하나를 꼽으라면 개인적으로는 '오지랖'이 아닐까 한다. 나 또한 자타가 공인하는 오지랖의 여왕이다.

'오지랖 넓다'의 사전적 의미는 이렇다. '쓸데없이 지나치게 아무 일에나 참견하는 면이 있다.' 다시 말해 세상 사람들이 다 나 같아야 하는 줄 알고 간섭하는 것이다.

오지랖에는 긍정적인 부분과 부정적인 부분이 있다. 긍정적인 부분이라면 무슨 일만 생기면 들불처럼 일어나 그 의지를 관철하려 하는 행동일 것이고, 부정적인 부분이라면 곧잘 선동에 현혹되어 이성으로 판단하기 전에 직관으로 행동에 나서는 무모함이다.

한국이 이만큼 빠른 속도로 민주주의를 이루고 경제 성장을 이룬 것은 오지랖의 긍정적인 영향인 것 같다. 하지만 파쇼적 선동에 휩쓸려 타인을 비난하고 누르기를 서슴지 않는 것도 오지랖의 영향인 것 같다. 이런 사회에서 개인주의는 조직에 대한 무관심이나 이기심으로 평가되기도 한다.

그렇다면 친절과 오지랖은 어떻게 구분할 수 있을까? 자신이 할 수 있는 범위 내에서 도움을 주는 것은 친절에 해당하고, 자신이 할 수 없는 일까지 무리해서 돕는 것은 오지랖 넓은 것에 해당한다. 아울러 도움을 준다면서 타인의 사생활에 참견하며 사사건건 이래라저래라 사건을 늘어놓는 행위는 오지랖 넓은 것에 해당한다.

그렇다면 자기 생명을 아끼지 않고 다른 생명을 구하기 위해 용감하게 뛰어든다면 이건 친절일까, 오지랖일까? 상대방에 대한 공감과 배려의 균형을 가진다면 오지랖은 기분 좋은 한국형 공감력이 되지 않을까? 내 심장을 뛰게 하는 오지랖은 사람의 생명을 구하기도 하기에.

관계에 지칠 때 회복하는 법

고슴도치들은 날이 추워지면 서로에게 가까이 다가간다. 추위를 막기 위해서다. 그러나 서로의 가시에 찔려 멀리 떨어진다. 그리고 다시 추위를 느껴 서로 가까이 다가가지만 이내 아픔을 피하려 또다시 멀어진다. 추위와 아픔 사이를 왕복하던 그들은 마침내 서로 적절한 거리를 유지하게 된다. 서로에게 상처를 주지 않으면서도 따뜻함을 느낄 수 있는 절묘한 거리를 찾은 것이다.

문득 가슴이 아플 때 나는 무엇이 내 심장을 불안하게 만드는지 생각해본다. 대부분은 주위 사람들과의 관계 스트레스다. 끊임없이 사람들과 만나고 일을 하는 과정에서 행복과 불행을 오간다. 탄력 있는 인간관계를 유지하기 위해서는 관계를 통해 스스로의 가치를 발전시키고 심리적 안정감을 얻는 것이 중요하다.

직장을 다니면서, 연애를 하면서, 결혼생활을 하면서, 아기를 키우면서 우리는 '사랑'을 하게 된다. 처음에는 본능적으로 사랑에 빠져, 일시적으로 상대방(일)과 나와의 일체감을 느낀다. 함께한다면 모든 일이 가능하다고 착각하게 된다.

그러다 서로 다른 두 유기체를 발견하게 된다. 사랑을 지켜나갈 시간이 온 것이다. 이제 건설적인 관계를 유지하기 위해 심리적 거리가 필요하다. 서로를 독립되고 자율적인 개체로 인정하되 자기 감정을 솔직하게 표현할 수 있어야 한다. 항상 옆에 있어야만 한다는 애착에서 벗어나 얼마 동안은 떨어져 있으면서 각자의 심장 소리에 집중해볼 수 있어야 한다.

36세 남성 환자가 가슴 통증으로 내원해 검사를 받았다. 관상동맥 연축에 의한 협심증으로 진단되었다. 가족력도 없었고, 담배도 피우지 않았고, 술도 먹지 않았는데 최근 스트레스가 많다고 하였다.

"교수님, 평생 약을 먹어야 하나요?"

"일단 약을 먹는 게 원칙이긴 한데, 스트레스가 원인 중 하나이기도 합니다. 한번 본인의 문제점이 뭔지 생각해봐요."

수개월 뒤 환자는 아주 밝은 모습으로 나타났다.

"제 문제점을 해결했습니다. 여자친구였습니다. 처음부터 늘 본인이 원하는 대로 내가 맞춰주길 바랐고, 2년 정도 따라주다 보니 원하지 않는 음식, 영화 등 일상생활에서 스트레스가 쌓였던 것 같아요. 교수님 말씀을 듣고 여자친구와 진지하게 논의해보았는데 결국 헤어지기로 했어요. 이젠 가슴 통증도 없고 편안합니다."

인간관계의 '적절한 거리'를 유지한다는 것은 참 어렵지만 행복의 필수 요소이다. 사랑은 느낌이 아니고 행동이다. 애착이 아니고 책임 있고 지혜로운 행동이다. 나와 타인의 가치를 성장시키고 서로를 돕는 의지가 멍든 심장을 회복시킨다.

3번, 성공하고 싶은 야망을 품은 당신

성공적인 이미지로 보이기 위해 성취감과 효율성을 중시한다.
지나치게 경쟁적이고 스스로가 돋보이고 싶다.
적응하고 야망을 품으며 의식적이고 적대적인 유형이다.

3번 유형인 당신은 자신에게 능력이 있다는 것을 보여주고 싶다. 당신은 노란색이다. 열심히 일하면 성공할 수 있다 생각하고 그것을 하려고 한다. 성공을 위해 노력하기 때문에 실패할 것 같으면 도전하지 않는다. 외적인 것으로 사람의 가치를 판단하므로 상처를 줄 수 있다. 실패한 선택은 인정하고 싶지 않아서 자기기만을 한다. 성공적인 이미지를 보이기 위해 과장되게 노력하고 이미지에 자신을 동일화한다. 감정 표현은 일에 방해가 되기 때문에 묻어두려고 한다.

어렸을 때 엄마의 영향을 많이 받았고, 특별한 성취를 이룬 후 칭찬과 상을 받은 경우가 많다. 그래서 성취를 위해 엄청난 노력을 한다. 일할 때는 잠을 안 자고, 쉴 때는 잠만 자기도 한다. 주변 사람의 기대에 따라 카멜레온 같은 적응력을 보인다.

내가 한 것 때문이 아니라 나 자신이 사랑받는다는 것을 깨달아야 한다. 조금 천천히 가면서 자신의 감정에 귀를 기울여야 한다. 조명 아래의 모습이 아닌 있는 그대로의 자신을 보여줄 필요가 있다.

마음이 지옥 같을 때 포기할 수 있는 용기를 가져라

유연성은 대립되는 요구, 책임, 목표 사이에서 중심을 잡고 융통성 있게 조정해나가는 테크닉이다. 사람들과 소통하다 보면 행복하기도 불쾌하기도 하다. 유연성을 가지고 타협할 수 있어야 한다.

화는 생존을 위해 오래전부터 우리 몸 안에서(아마도 심장 안에서) 키워진 감정으로 자신과 자신의 영역이 침해당했다고 인식할 때 본능적으로 분출된다. 현대사회에서는 상황에 따라 화를 적당히 표출하는 기술이 필요하다. 화를 자유자재로 다루려면 정교하고 유연한 대응 방식을 배워야 하는데 이게 참 어렵다. 반복되는 경쟁, 학습된 무기력, 좌절감, 긴장감, 분노는 젊은이들의 감정 혈압을 올리게 되고 이는 감정 혈관을 경직시킨다. 유연성이 감소된 감정은 경쟁과 논쟁을 수용하지 못해 다시 분노를 키우는 악순환이 벌어진다.

동맥이 경직되면 혈관의 저항성이 증가되어 고혈압이 생기듯이 감정의 혈관에도 압력이 생긴다. 내 감정 혈관을 이완하기 위한 혈관 확장제가 필요하다.

감정을 유연하게 만들기 위해 꼭 배워야 할 기본자세가 '포기'다. 좋아하는 일이든 싫어하는 일이든 브레이크 없는 질주는 위험하다. 자칫 내 삶의 균형을 잃을 수 있기 때문이다. 삶의 지도를 따라 걷다 보면 길을 선택해야 할 수도 있고 막힌 길에서 타협을 해야 할 경우도 생긴다.

이때 내가 가진 것을 조금도 포기하지 않고 내 길만 고집한다면 삶의 여행이 꼬이게 된다. 누구라도 자신의 일부를 포기하는 것은 고통스럽기 때문에 피하고 싶지만 긴 여행을 해나가고 싶다면 작은 포기에 익숙해져야 한다.

　나는 항상 남들에게 인정받거나 칭찬받고 싶은 욕심이 많았고, 이는 나의 성공적인 성과들을 만들어주는 연료가 되어왔다. 그런데 이러한 삶의 태도가 사람에 의한 상처와 스스로를 혹사시키는 요인이 된다는 것을 최근에 깨달았다. 이제 나는 '칭찬을 포기할 수 있는 용기'를 가지려고 노력하고 있다. 남의 시선을 의식하면서 과거의 잘나가던 나, 행복했던 여러 가지 관계로 돌아가기 위해 아등바등 애를 쓸수록 심장은 아파하고 힘들어 한다.

　남의 인생을 견제하거나 의식하지 않고 무한히 사랑할 수 있다면, 그 사랑이 나에게 무한한 기쁨으로 돌아온다. 나의 가장 든든한 친구인 나를 칭찬해주면 내 심장은 더 이상 멍들지 않게 된다.

진짜 성취는 우리가 함께 이룬 것

3번 유형은 야심친 성취가다. 당신은 유연하고 적응력이 강하며, 자신의 이미지에 관심이 많다. 특히 사회적으로 성공한 사람의 이미지가 중요하다. 성공만이 애정을 획득할 수 있다고 믿어 인정받기 위한 노력을 많이 한다. 주위 상황이나 평판 등에 신경 쓰느라 혼자서 고민을 쌓아둔다. 어릴 때 좋은 성적이나 뛰어난 분별력으로 칭찬받은 경험이 있다.

성공에 얽매여 목표에 집착하고 일에 매진한다. 자기 암시로 자신의 유능함을 연출한다. 독선과 낙심에 빠지기도 하지만 내면의 욕구를 외면하고 감정적 갈등을 회피한다. 효율에 대한 집착으로 침체에 빠지는 것을 두려워한다. 쉬지 않고 일하는 이유는 멈춰서는 것을 두려워하기 때문이다. 자부심이 강하지만 꺾이기도 쉽다.

성장을 위해 자신의 진짜 감정과 약점을 두려워하지 말아야 한다. 사람들과 관계를 맺어야 원하는 인간으로 성장할 수 있다. 진정한 성취는 혼자가 아닌 함께 이루는 것이다. 가던 길을 멈추고 자신의 감정을 되돌아보자. 업적이 아닌 스스로를 만족시킬 인간적 요소로 평가하여 자신의 훌륭한 점을 자각하자.

경쟁심을 느끼지 않는 다른 사람들을 칭찬하고 이들로부터 사랑을 받는다면 자신의 진정한 가치를 경험할 수 있다. 그렇게 진정한 자아 충족감의 원천을 발견할 수 있다. 본인의 감정을 소중히 여기되, 자기중심적 감각을 버리고 타인과 일하자. 그리고 일 외의 개인적인 즐거움을 찾자. 내 심장이 부르는 소리를 듣자.

이게 바로 나야

한국인 남성들을 대상으로 한 설문조사에서 3분의 2가 일을 하다가 죽을 것 같은 느낌을 받았다고 한다. 이렇게 죽도록 열심히 일하는 사람 중 본인의 일을 즐기면서 하는 사람은 얼마나 될까?

모두가 안전하고 보장된 길을 가고 싶어 한다. 위험을 무릅쓰고 남이 가지 않은 길을 가는 것을 무모하다고 생각한다. 우리는 실수를 무서워하고 넘어질 것을 두려워한다. 그리고 내가 넘어졌을 때 내 손을 잡아줄 누군가를 간절히 원한다. 하지만 뭐 어때? 그게 나 혼자라도.

'위험을 무릅쓰고 멍청한 일을 하겠니? 아니면 대단한 일을 하겠니?' 이에 대한 대답을 영화 〈내가 죽기 전에 가장 듣고 싶은 말〉에서 찾는다.

까칠하고 자기중심적인 80세 해리엇은 은퇴한 광고 회사 대표다. 모든 것을 본인이 원하는 방식대로 해야 직성이 풀리는 그녀는 어느 날 문득 자신의 사망기사를 미리 확인해보고 싶은 생각이 든다. 그래서 사망기사 전문기자인 앤을 고용한다. 하지만 해리엇의 까칠한 성격 탓에 주변 사람들이 모두 저주의 말만 퍼붓자 좌절한 앤이 해리엇에게 뜻밖의 제안을 한다. 그것은 완벽한 사망기사를 위해 반드시 필요한 네 가지다.

'고인은 동료들의 칭찬을 받아야 하고, 가족의 사랑을 받아야 하며, 누군가의 삶에 중요한 영향을 끼쳐야 하고, 자신만의 와일드카드가 있어야 한다.' 그러니 그것을 같이 찾자는 것이다!

그중 누군가의 삶에 중요한 영향을 끼칠 대상으로 선택된 말썽쟁이 문제소녀 브렌다까지 가세하고, 해리엇은 자신의 일생을 본인이 하고 싶은 대로 다시 써나가기 시작한다. 그리고 그녀의 마지막 시간들은 앤과 브렌다의 삶에 큰 영향을 준다. 그들은 내 삶의 주인공이 되는 법과 내가 조절하는 시간들을 느끼는 법을 배우게 된다. '앞으로 크게 자빠지는 것을 두려워하지 말 것'을 가르쳐주기 위해 해리엇은 이렇게 말한다.

"네가 실수를 만드는 것이 아니라 실수가 너를 만들어. 실수는 널 더 똑똑하게 만들고 널 더 강하게 하고 널 더 자립적으로 만들어."

하루를 잘 보내는 것보다 의미 있게 보내는 것이 더 중요하다. 실수도 실패도 두려워하지 말고 내가 성장하는 것을 즐겨야 한다. 아기는 걸어 다니기까지 3,000번은 넘어지고야 겨우 걷는 법을 배운다고 한다. 나는 3,000번을 이미 넘어졌다가 일어난 사람인 것이다. 그냥 있는 그대로의 나를 사랑하며 스스로 느끼고 가꾸어나가는 것, 그것이 내 인생의 와일드카드가 될 수 있다. 남들의 평가에 마음이 요동칠 때 나는 가만히 속으로 속삭여본다.

'이게 바로 나야.'

'그저 좋은 날이 아닌 의미 있는 하루를 보내세요. 그저 좋은 날이기만 했다면 나중에 후회될 거예요.'

4번, 쉽게 상처받는 그대에게

관계가 어긋나면 가슴 아파 하면서도 혼자 있고 싶어 한다.
일의 성공 여부보다는 과정이 중요하고 좋고 싫음이 뚜렷하다.
일에서는 완벽을 추구하지만 쉽게 상처받고 우울해지는 유형이다.

4번 유형인 당신은 다른 사람과 다르고 독특하다는 것을 보여 주고 싶다.

당신은 보라색이다. 뭔가 있어야 할 것이 없다고 생각하고 아름다움을 진리라고 생각한다. 내가 느끼는 것이 중요하고, 정서적인 시간에 지배받는다. 자기만의 감정의 서랍을 가지고 있어 사물과의 공감이 가능하다.

비가 오는 날이면 풍부한 정서가 올라와서 혼자 분위기를 즐긴다. 사소한 일에 쉽게 상처를 받고, 감정 기복이 심하며 죽음, 고독, 이별 등 혼자 깊고 어두운 감정에 빠지기를 즐긴다. 백설공주를 죽이려 한 왕비와 같은 시기와 질투를 가질 수도 있다. 어릴 때 소외와 박탈의 체험을 경험했을 수 있다.

타인의 감정에 공감하는 능력이 있다. 자기만의 분위기, 자기가 꾸민 세계 안에 있으면 편하다. 진주처럼 상실의 체험을 아름다움으로 승화한다.

성장을 위해 '나는 감정에 빠지지만 않고 통제할 수 있다'는 것을 알고 들꽃에도 아름다움이 있다는 것을 알아야 한다.

'당신이 있는 곳에서 꽃을 피워라.'

4번 유형은 감성적인 예술가다.

당신은 고상하고 우아하며, 세련되고 신비로운 느낌을 주는 사람이다. 창조성이 높고, 개성이 뚜렷하며, 항상 특별한 이야기를 하고자 한다. 섬세하고 예민한 감정을 교류한다면 이상적인 상담자가 될 수 있다.

4번 유형의 사람들은 평범함을 꺼리고 독특한 자기를 추구한다. 사소한 사건일지라도 어릴 때 버려지는 고통과 고독을 경험했다는 믿음에서 시작된 콤플렉스가 있다. 감동을 갈망하고 조금이라도 싫은 일이 생기면 금방 자기만의 세계에 틀어박혀 우울한 상태에 빠진다.

현실에 만족하지 못하고 끝없이 새로운 것을 추구한다. 완전한 만족감을 찾고자 갈등을 겪기도 한다. 존경할 만한 사람, 고고한 감성과 라이프 스타일을 가지고 있는 대상이 자신의 독특한 재능을 인정하고 돌봐주기를 바란다.

성장하기 위해 나를 사랑하는 법을 배워야 한다.

독특한 것을 추구하는 스스로의 장점을 살리면서 동시에 평범한 것을 겸허하게 받아들일 수 있는 균형감각을 가지자. 일상의 아름다움을 발견하고 만족하는 법을 배우고, 감정을 자제하고 스스로의 높은 이성에 입각해 더욱 적극적으로 문제를 해결하자.

공은 공, 사는 사다. 감정이나 생각이 내가 아니다. 지나치게 본인의 감정에 빠져 있지 말고 현재를 즐기면서 주위를 둘러보고 소통하자.

감정이 조절되지 않을 때는 몸을 움직여 운동하면 생활에 활력이 생기고 스트레스를 해소할 수 있다.

우울할 때 내 인생 리셋하기

　우울증은 무언가를 잃었을 때의 반응이다. 살면서 잃어버릴 수 있는 것들은 참 많다. 어쩔 수 없다고 미리 포기하는 부정적인 생각을 치유하고 싶다면 내 마음속을 찬찬히 들여다보자. 우울증 역시 내 심장이 나에게 보내는 편지다. 잠시 속도를 늦추어 나를 돌아보라고 하는 알람이자 기회다. 내 자아와 초자아가 싸우고 있는지 살펴보고 과거, 현재, 미래의 나에게 답장을 써보자.

　나를 자세히 보면, 스스로를 파괴하려는 무의식적인 욕구를 발견할 때가 있다. 슬플 때 술로 모든 것을 잊으려고 하는 나, 세상이 너무 힘들다고 느껴 눈앞의 계단에서 굴러 떨어지는 것을 상상하는 나, 불안을 잊으려고 폭식하고 있는 나. 사람들은 스트레스를 받거나 자존감이 낮아졌을 때 이런 자기 파괴적인 행동을 아무렇지 않게 한다. 이럴 때는 나를 사랑하고 아끼는 사람을 떠올리자. 이것이 내가 나를 아끼고 사랑하게 하는 힘의 원동력이 된다. 그리고 다음을 되뇌어본다.

　'사람에게 있어 보배로운 것은 목숨이고, 아껴할 것은 몸이며, 귀중하게 여겨야 하는 것은 정이다.'

　유명해지면 우울증에 걸릴 확률이 크다고 한다. 남들이 나를 보는 것 같은 자의식이 강해지면, 어느 순간 나 자신이 사라지고 남이 보는 자신만 남는다. 따라서 남의 눈만 의식하는 사람은 타인에 의해 빛나기도 하고 초라해지기도 하므로 상실감을 금방 느낀다. 또한 자존심이 높고 완벽한 사람들도 우울증에 걸릴 가능성이 높다.

"일 중독자들의 자존심이 계란이라면 그것들은 모두 일이라고 하는 광주리에 담겨 있다"고 주디스 바드윅은 말했다. 마음의 고통을 행동으로 가리며 사는 사람들은 힘든 일이 있으면 오히려 일에 파묻혀 산다. 이들은 앞만 보고 달리다가 성공의 앞에서 또는 성공 직후에 별일이 없어 보이는데도 우울증에 빠진다. 자존심이 매우 강하기 때문에 이들이 겪는 상실감의 고통은 사실 매우 클 수 있다.

성공을 향해 달려온 과정에서, 성공을 통해 잃은 것이 있다면 더더욱 우울해질 수 있다. 따라서 성공과 행복의 두 마리 토끼를 잡기를 원한다면, 항상 내가 맺는 관계에 신경 써야 한다. 사람과의 관계뿐만 아니라 과거, 현재, 미래의 나와 맺는 정신적인 관계가 중요하다. 과거의 나에 집착하며 현재를 소비하는 사람은 완벽해지기 위해 시간을 다 보내 실패를 통해 배울 기회를 놓치게 된다. "진실로 날로 새로워지고, 날마다 새로워지며 또 날로 새로워진다." 은나라 탕왕의 말을 기억하자.

혼자가 편하지만
혼자이고 싶지 않아

고독과 외로움의 차이는 무엇일까? 고독은 '혼자 있는 즐거움'이고 외로움은 '혼자 있는 고통'이라고 한다. 4번 유형의 사람은 본인이 외로울 때는 누군가와 연결되어 있기를 원하지만 같이 있어 받는 간섭은 피하고 싶어 한다. 하지만 외롭지 않으면서 자유로운 삶은 없다. 또한 남에게 매이지 않으면서 평온하기는 쉽지 않다.

인간은 어차피 태어날 때부터 죽을 때까지 고독한 존재다. 외롭다는 것은 '내 마음'과 '현실의 나' 사이의 소통이 끊어진 상태다. 이를 다시 연결하려면 스스로의 내면을 흥미롭게 들여다보는 여유를 가져야 한다. 고독 상태로 들어가 내 심장과 대화를 해보자. 나는 무엇을 두려워하는지, 그것이 두려워할 만한 가치가 있는지, 내 삶의 의미는 무엇이고 기쁨은 무엇인지, 나는 지금 내 삶의 어느 정도까지 와 있고 무엇을 향해 가고 있는지 정성스레 이야기를 나눠보자. 고독은 내 인생의 속도를 약간 늦추어주지만 훨씬 더 강한 나로 성장하게 해준다.

"사람과 사람 사이의 소통에서 비극은 말에 대한 오해로 시작되는 것이 아니라 침묵을 이해 못 할 때 시작된다"고 헨리 데이비드 소로는 말했다. 진정으로 고독한 두 사람이 만나야 독립적이고 원만한 인간관계를 유지할 수 있다.

지혜의 씨앗을 심장에 심자

환자의 이야기를 많이 들어주려다가 진료 시간이 지연되는 경우가 많다. 예전에는 시간에 쫓겨 이야기를 중간에 끊기도 했다. 하지만 용기를 내어 아픔을 처음 발산하는 귀중한 시간이기에 가급적 나의 심장으로 들어주고자 한다. 그리고 그 이야기 속에서 나도 내 상처를 들여다보게 된다.

누군가에 의해 내 심장이 아플 때 인간관계에 대한 현자의 지혜를 따라 해본다. 우리나라처럼 집단주의 의식이 만연한 문화에서는 남의 시선을 너무 의식하다 심장을 힘들게 한다. 동서양을 막론하고 스트레스는 심근경색 환자의 주요 위험인자이면서 치료 예후를 나쁘게 하는 인자다.

인간관계에서 중요한 것은 각자의 개성을 존중하고 독립심을 유지하는 것이다. 나무그늘 아래에서는 다른 나무가 자라지 않는다. 인간관계에서도 상호 간에 공생관계라는 수평을 유지하면서도, 주변에 의존하지 말고 그 속에서 스스로 독립할 수 있어야 한다. 멀리서는 숲이 보이지만 가까이 다가가면 한 그루의 나무만 보인다.

우리가 저지를 수 있는 가장 큰 잘못은 남의 잘못에 선입관을 가지는 것이다. 결국 고정된 시야가 내 판단을 흐리게 하고 심장을 힘들게 한다. 낙관주의자는 장미에서 가시가 아닌 꽃을 보고 비관주의자는 가시만 본다.

추하든 아름답든, 잘났든 못났든 간에 지금 있는 그대로의 나라는 자신의 현재 상태를 먼저 솔직히 인정해야 한다. 그런 뒤 목표를 정하고 나아가다가 어느 순간 뒤돌아보면 달라져 있는 또 다른 내가 보일 것이다.

현명한 스승은 자기 지혜의 집으로 들어오라고 일방적으로 명령하지 않고 제자가 스스로 그들 마음의 문에 들어가도록 인도한다고 한다. 우리 스스로 지혜의 씨앗을 심장 안에 조금씩 뿌려야 한다. 조그마한 성공의 씨앗이 내 심장에서 꽃을 피운다면 나는 분명히 앞으로 나아가고 있는 것이다. 절룩이면서 힘들게 앞으로 나아가면서 선한 뜻을 유지한다면 결국 내 가치를 높일 수 있다.

chapter 6
사고 중심: 깨달음과 지혜를 찾아서

5번, 생각하지 않으면 움직이지 않는다

끊임없이 공부하고 분석하고 스스로 판단하려고 한다.
혼자만의 시간과 공간이 필요하다.
감정 표현이 서툴고 늘 자신이 부족하다고 생각하는 유형이다.

5번 유형인 당신은 쓸모없어질까 봐 두렵고 언제나 생각하는 사람이다.
당신은 파란색이다. 생각하고 있기에 존재하는 사람이다. 그래서 혼자 생각하는 시간이 중요하다. 항상 부족을 느끼고 알고 싶은 욕구를 충족하기 위해 배움에 많은 시간을 투자한다. 생각이 정리될 때까지는 이야기를 하지 않는다. 지식을 나눠주고 버리는 것에 공허함을 느끼고 고통스러워한다.

올빼미처럼 밤새도록 일하고 행동 전에 충분히 생각한다. 커다란 퍼즐을 생각하면서 말로 표현하지 못하고 한 조각을 주며 다른 사람이 이해해주기를 원한다.

감정적으로 얽히는 것을 두려워한다. 어릴 때부터 거리 두기가 체질화되어 있어 남과 더불어 사는 삶을 잘 모른다. 자기만의 공간에서 생각을 정리하는 것을 좋아한다.

성장을 위해서는, 행복하려면 몸을 돌보고 스스로의 감정을 돌봐야 한다는 것을 깨달아야 한다. 머리로만 생각하지 말고 나와 주변 사람의 심장을 느껴야 한다.

'팔을 걷어 올리고 뛰어들어라.'

소통은 표현이다

인간은 사회적 동물이다. 단순히 관계를 맺어서 사회적인 것이 아니라 관계 속에서 의미를 찾고 타인을 통해 자신을 보는 존재다.

그래서 소통을 해야 한다.

소통은 남의 이야기를 들어주고, 자신의 이야기를 효과적으로 전달하는 것이다.

인생에서 문제가 발생하는 대부분의 원인은 주변 사람들과 효과적으로 소통하지 못하기 때문이라고 한다. 전문지식을 많이 쌓았다 해도 소통 능력이 빵점이라면 곧 그의 능력은 빵점이 된다. 결국 소통능력에 의해 인간관계가 결정되고 인간관계는 인생의 성공을 결정한다.

소통은 상대방에게 관심과 의사를 표현하는 것이다. 따라서 소통을 잘하는 것은 표현을 잘하는 것이다. 표현하지 않은 사랑과 감정, 지혜는 원석일 뿐이다. 그것을 깨내고 다듬어서 보석으로 가공하는 것은 당신이다.

특히 감정 표현을 못하는 것은 타인과의 소통뿐 아니라 스스로와의 소통을 막는다.

생각을 하고(머리형) 일어나는 감정을 느끼면서(가슴형) 여기에 몸이 반응하는(장형) 에너지를 균형 있게 조절하는 힘, 여기에 내 삶의 주도권이 있다.

그러기 위해서는 심장으로 소통해야 한다. 이상하게도 나이가 들수록 주위 사람들과 소통이 안 된다고 한다. 이는 나이가 들수록 생각이 굳어가고 '나는 나다'라는 오만과 경험으로부터 세팅되는 나만의 좁은 시야인 편견 때문이다.

　심장으로 소통하기 위해 내가 극복해야 할 것은 '오만과 편견'이다. 편견은 내가 다른 사람을 사랑하지 못하게 하고 오만은 다른 사람이 나를 사랑할 수 없게 만든다.

내가 보는 세상이
전부가 아니다

5번 유형은 지적이고 냉철한 관찰자다.

당신은 호기심이 많고 혁신적이며, 발명가 유형이다. 요약과 정리, 도표화와 암호화에 능하다.

어릴 때 돌봐주지 않아 외로웠거나 지나친 간섭으로 귀찮았던 경험으로 자신의 기분과 마주치지 않으려 한다. 공허감으로부터 회피하고자 타인에게 책임 회피를 잘한다. 고독을 좋아하고 감정으로부터 멀어지려 하고 머리로 모든 것을 이해하려고 한다.

심각한 문제가 생기면 직접 나서서 해결하기보다 뒤에 숨어 회피하거나 머릿속으로만 걱정한다. 인간이나 물질이 아닌 지식에 집착한다. 또한 일에 몰두하면 건강에 신경을 쓰지 않는 경우가 많다.

성장하기 위해 나의 세상에서 나와 더 큰 세상으로 들어가자.

머릿속 관념에서 벗어나 자신의 솔직한 감정을 타인에게 인간적으로 전달하고자 노력하고 스스로의 신체적 에너지를 따르자. 더 적극적으로 행동하고 승리를 위해 전력을 다하자. 규칙적인 생활 습관, 균형 잡힌 식단, 충분한 운동을 의식적으로 꾸준히 하려고 노력해야 한다.

타인의 감정에 공감하는 훈련을 하고 혼자 생각만 하지 말고 표현하자. 타인의 의견을 경청한 후 결정하자. 내 안의 불안감보다 자신감의 목소리에 귀를 기울이고 행동으로 옮기자.

소통을 위해 극복해야 할 오만과 편견

제인 오스틴은 『오만과 편견』에서 1800년대 배경의 사랑 이야기를 통해 인간의 오만과 그에 따라 가지는 인간의 편견이 우리의 본성 깊숙이 자리 잡고 있음을 보여준다.

이 책의 주인공은 베넷 가의 딸들이다. 가족을 무척 사랑하는 아버지와 딸들을 좋은 신랑감에게 시집보내는 일을 인생의 목표로 생각하는 극성스러운 어머니가 있다. 그리고 베넷 가의 다섯 딸 중 큰딸 제인과 둘째딸 엘리자베스는 매우 상반된 가치관을 가지고 있다. 제인은 빼어난 미모에 차분한 성격을 지녔고, 엘리자베스는 주관이 뚜렷하고 당차다.

이야기는 명문가의 자제인 빙리와 그의 친구 다아시가 마을에 오면서 시작된다. 모두가 참석한 무도회에서 제인은 빙리에게 운명적 사랑을 느끼고, 엘리자베스는 오만한 언행을 일삼는 다아시를 싫어하게 된다. 다아시는 머리로 모든 것을 이해하고 분석하는 뇌 중심 유형의 남자다. 무도회에서 그는 그곳을 즐긴다기보다 관찰한다는 인상을 준다. 처음 만나는 사람들을 몹시 불편해하고 내성적이면서도 오만하다는 이미지를 준다. 이런 유형은 주변에서 그리 좋은 인상을 받기가 어렵다.

엘리자베스는 다아시가 빙리와 제인의 결혼을 반대한 것을 알게 된다. 언니 제인이 명망 있는 가문 출신이 아니라는 이유다. 엘리자베스는 그런 다아시가 더욱 마음에 들지 않아 매정하게 대한다. 한편 다아시는 엘리자베스의 매력에 끌려 사랑을 느낀다. 그는 점점 커져가는 자신의 사랑을 고백하지만 거절당하고 만다.

이제 다아시는 자신의 약점을 극복하려고 노력하기 시작한다.

자신의 언행과 태도가 사람들에게 어떻게 보이는지 돌아보게 된 것이다. 그리고 빙리와 제인의 결혼에 반대했던 자신의 오만도 돌아본다. 그는 엘리자베스의 동생 일을 적극적으로 돕는다.

결국 다아시의 진면목을 알게 된 엘리자베스는 자신의 확고했던 생각이 근거 없는 편견이었음을 알게 된다. 두 남녀는 각자의 오만과 편견을 벗어나 서로를 진심으로 알아간다.

인간은 불완전한 존재이기에 편견에서 벗어나 모든 사람과 열린 마음으로 소통하기는 힘들다. 하지만 적어도 스트레스를 받으면 나도 모르게 불쑥불쑥 튀어나오는 나의 오만과 타인을 향한 편견은 주의해야 한다. 이를 아는 것만으로 세상과 좀 더 넓게 소통할 수 있다. 투명한 유리창을 통해 보아야 비로소 넓고 푸른 바다가 보인다.

6번, 똑같은 매일을 살아가는 사람

우유부단하고 상대방에 맞춰 따르려고 하고 의심이 많다. 충성적이고 방어적이며 새로운 것에 대한 두려움이 많다. 내 사람이면 아주 가깝게 대하지만 그렇지 않은 경우에는 쌀쌀한 유형이다.

6번 유형인 당신은 책임감이 강하다.

당신은 연한 갈색이다. 충분히 준비하는 것이 안전하다고 믿는다. 그래서 주어진 시간을 충실히 보내는 것이 중요하다. 미래에 대한 불안감이 있어 새로운 도전을 두려워한다. 정확히 일치하는 것을 원하고, 즉흥적인 약속을 좋아하지 않는다. 믿고 있는 것이 확실하다고 느끼면 가장 용감한 유형이기도 하다.

어릴 때부터 세상이 위험하다는 것을 알고, 두려워하고 의심하며 안전한 것을 하려고 한다. 책임감이 강하고, 전통적이고 보수적인 성향이다. 반면 스스로에 대한 불신이 강해지면 본인의 두려움을 투사해 토끼처럼 달아나거나 늑대처럼 공격하는 두 얼굴을 가졌다.

성장을 위해서는 신념에 대한 용기가 필요하고, 권위는 내부에서 나온다는 것을 알아야 한다. 나는 사랑을 받기 때문에 걱정할 이유가 없지만, 자신에게 직접 경종을 울리도록 해야 한다.

'어둠을 탓하기보다는 촛불을 켜라.'

6번 유형은 의심 많은 충성가다.

당신은 조직에 충실하고 남에게 호감을 주는 유형이다. 꾸준한 노력파이고 모범생 타입이다. 책임감이 강하고 공동의 이익을 위해 자신을 희생한다. 권위가 확실한 사람을 존중하고 법과 규칙, 규범이 중요하며 집단 내에서 안정감을 느낀다. 하지만 권력에 충성하기도 하고 불신을 갖고 대항하기도 한다. 그런 양면성 탓에 힘들기도 하다.

인정해주고 이끌어주는 사람과는 친밀한 관계를 유지하나, 너무 강하고 위협적이거나 즉흥적인 사람과는 어울리기 힘들다. 일상적 관계는 원만하나 깊은 관계를 맺는 것에는 서툴다. 타인의 마음을 읽는 예리한 통찰력이 있지만, 타인을 분석한 후 행동하려 한다. 외부인에게는 경계심이 많고, 권위에 지나치게 복종한다. 너무 신중해서 결단력이 떨어지고, 비난받지 않기 위해 타인을 비난한다. 내 기준에 맞지 않는 행동을 하는 사람을 멀리하고 미워한다.

안전에 대한 욕구가 강한 유형으로 근심과 걱정이 많고 항상 무엇인가를 두려워한다. 부정적인 상상력으로 사회를 보기 때문에 불안하고 두렵다.

성장하기 위해 혼자 걷지 말고 같이 걸어야 한다.

타인의 감정을 이해하고 싫은 사람과 상황도 편안하게 받아들이자. 인생에서 일어나는 많은 일들을 너무 심각하게 받아들이지 말고 억눌렸던 에너지를 발산하자. 더 넓은 시야로 많은 사람과 신뢰 관계를 맺고, 그들이 주는 행복을 인식하며, 자신의 결단에 따라 행동하고 대처해나가자.

하는 일에 있어서는 항상 긍정적인 목표를 세우고 일을 추진하자. 실수할 권리를 인정하고 나를 확신하되 약점은 인정하고 개선해나가자.

스스로 주인이 되지 못한 남자

가즈오 이시구로의 『남아 있는 나날』은 영화로도 제작된 소설이다. 1958년 영국, 주인공 스티븐스가 혼자서 차를 몰고 여행을 떠나며 이야기는 시작된다. 그가 집사장으로 있는 저택에 새 주인이 왔고, 충원을 위해 예전에 함께 일했던 켄턴 양을 만나러 가는 길이다. 그러면서 스티븐스는 그의 주인 달링턴 경을 위해 일했던 날들을 회고한다. 달링턴 경은 나치를 포용하려다 몰락한 인물이고, 스티븐스는 이제 자신의 소속을 숨기는 사람이 되어 있다.

스티븐스는 집사장이라는 소임에 헌신하는 인물이다. 아버지 때부터 집사였고 그도 뼛속까지 전문 집사이다. 달링턴 홀에는 유럽의 정치 인사들이 수시로 왔고, 중요한 행사가 잦았다. 스티븐스의 자긍심은 높았다. 그의 세심한 일 처리는 저택을 방문하는 손님들에게 정평이 나 있었다. 그런 스티븐스를 주인은 전적으로 신뢰했고, 집사장이 주도적으로 처리하도록 했다. 소속감은 느끼되 자신의 영역을 인정받기 원하는 스티븐스에게 잘 맞는 주인이었다.

스티븐스와 같은 유형은 한 번 자신이 선택한 권위를 끝까지 믿는다. 그는 주인이 꿈꾸고 이루어가는 일들에 도움이 되고자 헌신했고, 그 일의 영광이 자신에게도 있으리라 믿었다. 하지만 저택에서 비밀스럽게 추진되던 일들은 세상의 비난과 함께 파국을 맞는다. 달링턴 경은 자신의 이상으로 유럽과 미국, 독일의 화합을 추진했지만, 자신이 연대하던 독일 세력이 나치가 될 것을 몰랐다. 결국 그는 친나치주의자로 몰려 종전 후 죽고 만다. 스티븐스, 그가 주인의 밑에서 영예로웠던 세월이 이제는 숨겨야 할 과거가 되고 말았다. 무엇을 위한 충성이었고, 무엇으로 인한 영광이었던 것일까?

정작 개인으로서 그는 자신의 중요한 행사에는 참석하지 못했다. 달링턴 홀에서 국제적 행사가 열리던 날 자신의 임무를 지키는 대신 아버지의 임종을 외면한 그다. 스티븐스는 함께 일했던 켄턴 양에게 사랑을 느꼈지만, 익숙한 환경을 벗어날 수 없었기에 그녀가 다른 남자와 결혼하겠다는 말에도 사무적으로 대한다. 그의 세계는 달링턴 홀이었지만, 이제 그곳은 없다. 인생의 황혼에서야 자신의 삶이 없었음에 회환이 든다.

현재의 스티븐스는 결혼의 위기를 겪는 것으로 보이는 켄턴 양에게 가고 있다. 그녀를 새 주인의 집으로 데려가 함께 일하고, 지난날의 감정을 돌이키고자 하는 기대를 품는다. 그렇게라도 잃어버린 개인의 삶을 찾고자 한다. 하지만 켄턴 양과 재회한 그는 착각이고 헛된 희망이었음을 알게 된다. 새 주인이 빌려준 차로 떠났던 여행을 마치고 그는 달링턴 홀이었던 저택으로 돌아온다.

두려움에서 벗어나기

 켄턴 양은 스티븐스에게 물었다. "당신에게는 무엇이 가장 중요한가요?" 그는 이렇게 답했다. "당면한 문제를 해결하는 것이오." 젊은 스티븐스의 세상은 책임과 역할이 지배하던 곳이었다. 이제 황혼의 여행에서 돌아온 그는 새 주인에게 적응하고 소통하는 데 힘쓴다. 그가 여행 중에 누군가에게 들은 이 말의 여운이 깊다.
 "즐기며 살아야 합니다. 저녁은 하루 중에 가장 좋은 때요. 당신은 하루의 일을 끝냈어요. 이제는 다리를 쭉 뻗고 즐길 수 있어요. 내 생각은 그래요. 아니, 누구를 잡고 물어봐도 그렇게 말할 거요. 하루 중 가장 좋은 때는 저녁이라고."
 지나간 인생과 사랑을 깨닫지만, 아직 남은 날에 희망을 품은 스티븐스의 모습을 그린 『남아 있는 나날』은 여러 생각이 들게 하는 작품이다. 나는 책임감이 강하고, 자기 관리가 철저하여 항상 쫓기듯 사는 사람에게 이 말을 해주고 싶다.
 "걱정 말고 심장이 하는 말에 귀를 기울이세요. 더 넓은 세상을 바라보는 눈을 가지세요. 사람과의 소통이 당신을 더 강하게 만들 것입니다. 그리고 미래를 두려워 말고 지금 이 순간을 즐기며 살아야 합니다."

7번, 고통을 피하고 싶다면

열정적이고 성취욕이 강하며 구속을 싫어한다.
무한한 가능성과 미래에 대한 이상에 열광한다.
힘든 것은 피하려 하고 자신에게 도취되며 실패를 합리화하는 유형이다.

7번 유형인 당신은 고통과 박탈을 피하기 위해 항상 인생을 행복하고 멋지게 꾸민다.
당신은 녹색이다. 신기한 세계를 탐색하고 요행수를 노린다. 관심사가 많고, 즐거움을 위해 계획하며 오지도 않은 미래를 즐길 수 있다. 아이디어가 많고 재미있는 일만 하려고 한다. 어릴 때 강한 성격의 엄마에게 상처를 받았을 수 있다.

사람이 항상 떠날 수 있다고 생각한다. 불안하기 때문에 두려움을 피하려고 현재를 즐기려고 한다. 그래서 피터팬증후군이 생기기도 한다. 책임지는 것을 힘들어 하고 육체적·정신적 고통을 과장하려는 경향이 있다. 반성문을 적으라고 하면 자기합리화를 하는 데 초점을 맞춘다.

아무것도 하지 않고 있는 시간을 두려워한다. 항상 끊임없이 도전하고 많은 경험을 한다. 하지만 지나친 것은 모자람만 못하다. 나비는 고통을 겪은 후에 아름다운 모습을 갖춘다. 성장을 위해 행복은 마음에 달려 있다는 것을 깨닫고, 현실에 정착해 자신의 중심을 찾아야 한다.

'문제를 직면하고 해결하라.'

7번 유형은 행복한 열정가다.

당신은 낙관적이며 심각하지 않다. 즐거움을 추구하고 고통으로부터 도피한다. 구속을 싫어하고, 항상 밝은 면만 보려고 해서 깊은 생각과 진지한 감정이 부족하고 자기중심적이다. 한 가지 일에 집중하지 못하고 수많은 계획을 세운다. 좋은 과거와 미래에 집착하고, 아이디어에 열중하지만 아이디어를 실현할 집중력은 전혀 없다. 타인의 감정을 무시하고 멋있는 자기를 추구한다. 비교하는 습관으로 발전을 이룬다. 강한 자기애와 낙천주의가 특징이다.

성장하기 위해서는 신중함과 진지함을 더해야 한다.

자신이 두려워하고 있는 것을 직시하고 인정하자. 현실을 토대로 가치 있는 일을 해내겠다는 결의를 하고, 목표를 달성하기 위해 반드시 고통이나 슬픔과 맞서야 한다는 것을 받아들이자. 말하기보다는 듣기에 치중하자.

나는 어떤 사람이고 오늘은 어떤 마음가짐으로 어떤 행동을 하며 하루를 보낼 것인지 생각하자. 약속을 신중히 하고, 내면의 성찰을 할 수 있는 사색의 시간을 갖자. 즐거움을 쫓기보다는 책임감을 높이고 한 가지 일에 집중해서 매듭을 짓도록 노력하자.

길게 머무르고 긴 호흡을 하는 법을 배우면 좋다.

파랑새와 피터팬

모든 것을 이해해야 하고 논리적으로 해결하려는 35세의 남성 환자.

맹렬히 일만 하다가 직장에서 구조조정된 후 가슴이 두근거리고, 모든 것에 의욕이 없고, 불안하여 내원했다. 그는 항상 본인이 하고 싶은 이상만 생각하고 있었다. 파랑새증후군으로 자신이 정말 하고 싶은 일은 따로 있다고 생각하는 사람이다.

항상 이상을 꿈꾸고 설레며 미래를 장담했고, 언젠가 그렇게 될 것이라 확신했다. 아마도 이 안에는 현실 도피 욕구와 막연한 불안감이 숨겨져 있을 것이다.

직장에 오래 머물지 못하고 계속 이직을 꿈꾸는 증상은 자신이 생각했던 업무와 실제 업무 사이에 괴리감이 생길 때 더 빈번히 나타난다. 이는 막연한 희망의 부정적 측면이기도 하다. 이상적으로 좋은 것을 원하지만 실제 상황은 그렇지 않기 때문이다.

이들은 상실의 고통 속에서 슬퍼하기보다 머리로 상황을 분석한다. 본인의 세계에 갇혀 남들과의 소통을 거부하기도 한다. 그리고 상실감과 불안감을 해소하기 위해 모든 에너지를 자신에게로 모은다. 이들의 방어기제는 자기합리화다.

여기에 동반되기도 하는 것이 피터팬증후군이다. 신체는 어른이지만 책임을 지고 싶지 않아 자신의 의지로 무언가를 결정하지 않으려고 한다. 피터팬증후군을 보이는 사람들은 흔히 부정과 퇴행을 방어기제로 사용한다.

부정은 힘든 현실을 인정하지 않으려는 마음이고, 퇴행은 스트레스를 받을 때마다 어린아이처럼 유치한 행동을 하는 것이다. 해결책은 작은 목표부터 달성해가면서 성취감을 얻는 것이다. 마음을 털어놓을 수 있는 직장 동료를 만들거나, 너무 일에만 매달리지 않으면서 열정을 쏟을 수 있는 취미를 갖는 것도 좋다.

고통을 피할 수 없다면 책임지면서 즐겨라

다양한 아이디어가 넘치고, 표현은 사실적이고 직접적이며, 세상이 항상 즐거워야 하는 당신. 너무 행복해, 굉장해, 최고야 같은 단어를 잘 사용한다. 하지만 구속을 싫어해서 법과 규칙을 싫어하고, 심각한 이야기는 피하려 하고 시간관념과 경제관념이 없다.

지루한 것을 못 견디고 관심이 있는 것에는 무섭게 빠져든다. 자신의 실수나 실패, 뼈아픈 체험을 직면하지 않고, 논리적이고 객관적으로 합리화하는 경향이 있다. 따라서 깊은 인간관계를 잘 유지하지 못하고 반복적으로 현실을 도피한다. 이런 유형의 사람에게 어린 왕자가 묻는다.

"아저씨는 왜 술을 마셔?"

"잊기 위해서."

아이디어가 많고 다른 사람들에게 즐거움을 주는 당신은 좋은 인간관계를 유지할 수 있다. 그러기 위해서는 현재의 고통을 직시하고 함께 해결해나가는 방법을 알아야 한다. 영화 〈미세스 다웃파이어〉가 예시가 될 수 있다.

유쾌하고 자유분방한 성격에 늘 사람들을 즐겁게 해주는 다니엘은 애니메이션 더빙 성우다. 그는 더빙 중 자신의 성대모사에 도취한 나머지 제멋대로 하기 일쑤다. 보다 못한 연출자가 대본대로 하라고 하자 일을 그만두고 만다. 그에게는 직장을 유지하는 것보다 자신의 목소리를 인정받는 것이 더 중요하기 때문이다. 이렇게 거듭되는 실직에 생활은 어렵지만, 아이들에게는 즐겁기만 한 아빠다.

아내 미란다는 그런 다니엘에게 불만이 많다. 다니엘이 가장 역할을 잘하지 못해 가족을 부양하는 일이 자신의 몫이 되고 만다. 지쳐가던 아내가 이혼을 선언하자 다니엘은 또다시 현실과 괴리된 말로 상황을 모면하려 한다. 여행을 가자, 이사를 가자, 상담을 받으면 괜찮다는 남편의 말에 화가 날 뿐이다.

다니엘과 같은 사람은 현실의 고통을 마주하지 않는다. 대신 즐거움을 찾아 회피하는 유형이다. 결국 그는 재판에서 아이들과 함께할 수 없다는 판결을 받는다. 결혼과 가정의 즐거움을 누리기 위해, 책임과 역할에 충실해야 한다는 현실을 피할 수 없게 된다. 하지만 그는 당장 아이들이 보고 싶고, 엉뚱하게도 가정부 할머니로 분장해 가족 앞에 나타난다.

남편과 아빠라는 사실을 모르는 아내와 아이들은 그동안 하지 않던 말을 한다. 다른 사람이 되어 가족의 말을 듣고서야 아내의 마음을 헤아리게 된 다니엘은 자신의 잘못을 자각한다. 아내는 진지해야 할 때도 익살로 넘어가는 그 때문에 힘들었고, 현실의 무게를 혼자 감당했기에 악역이 될 수밖에 없었다. 다른 사람의 시선에서 객관적으로 자신을 본 다니엘은 반성하고 달라지고자 한다.

삶에는 지름길이 없다. 극복하고 해결해야 할 지점을 통과하지 않는다면, 너무나 먼 길을 돌아가야 한다. 고난을 회피한다는 것은 삶을 부정하는 것이다. 고통을 감내할 때 우리는 성숙해진다. 다니엘은 이제 웃음을 주기보다 아이들의 말에 귀 기울이는 할머니로서 어린이 프로그램에 출연한다. 그는 이제 가족의 울타리가 되는 아빠로 성장한다.

바로 지금 당신 앞에 있는 고통을 직시해보자. 그리고 사랑하는 이들과 함께 문제를 해결해나가는 과정을 즐기자. 아름다운 나비가 되려면 고통스러운 변태 과정을 겪어야 하듯이, 삶의 갈등은 피할 수 없다는 것을 깨달아야 한다.

마음의 에너지를 보존하는 선택과 집중

지금 우리는 자유의 부재가 아닌 자유의 과잉으로 인한 선택 장애와 결정 장애로 힘들어 하고 있다. 앨빈 토플러가 1970년 『미래의 충격』에서 일찍이 예언한 일이기도 하다. "기술과학은 인간의 개성을 제약하기보다는 인간의 선택과 자유의 폭을 크게 넓힐 것이다."

음식점을 가도 수많은 메뉴 앞에서 우물쭈물한다. 한 잔의 커피를 고를 때도 왜 그렇게 많은 옵션이 있는지. 하물며 내 삶의 중요한 갈림길에서는 고민할 것들이 한두 가지가 아니다. 어느새 우리는 선택의 자유 앞에서 스트레스를 받는다.

심리학자 배리 슈워츠는 인간은 선택의 자유를 누릴 때 행복하지만 너무 많은 자유가 주어지면 그 자체가 스트레스가 되어 나쁜 선택을 할 수 있다고 했다. 또한 선택하지 못한 기회비용이 심리적 압박을 줄 수 있다고 했다. 지금 우리에게는 정말 필요한 것을 우선적으로 선택하는 훈련이 필요하다. 그리고 버리는 용기와 부족함의 미학을 배워야 한다.

인간의 마음과 체형은 자연의 패턴을 따른다고 한다. 중심을 잘 잡고 돌던 팽이가 힘이 떨어지면 뒤뚱뒤뚱하다 멈추듯, 에너지를 소실하면 몸과 마음에 좌우 불균형이 생긴다. 인간은 스스로 태엽을 감고 충전과 방전을 반복한다. 수많은 선택과 결정 속에서 과로하면서 사고와 감정을 사용하면 내 마음의 에너지는 금방 방전된다. 다시 제대로 충전하기 위해서는 내 마음의 패턴을 알아차리는 훈련과 집중, 명상과 이완이 필요하다.

마음의 에너지를 가장 효율적으로 보존하는 법은 '선택과 집중'이다.

마음을 집중하기 위해서 마음의 문을 닫고 정해놓은 한곳에 마음을 두는 방법을 연습해보자. 가장 쉬운 방법은 호흡을 이용해 집중하는 것이다. 천천히 숨을 들이쉬고 내쉰다. 내가 집중할 대상을 정확히 겨냥하되, 너무 강하지도 약하지도 않게 개념과 관념에 빠지지 않도록 한다. 그리고 현재의 대상에 마음을 두고 놓치지 않고 진행되는 것을 지켜본다.

대상에 머무는 시간이 내가 깨어 있는 시간이라고 한다. 정말 내 심장이 두근거리는 절실함을 느낀다면 마음을 열고 선택하자. 그리고 행동할 때 허락받지 말고 선언하는 용기를 가져본다. 설득하고 싶다면 상대방의 눈을 바라보고, 자신의 생각에 확신을 가지고 바른 자세로 말하자. 무의미한 말은 하지 않고(아, 에, 저) 거절할 것은 단호하게 거절하자.

우물쭈물 참는 희생자가 되지 않고 싶다면, 속으로 꾹꾹 참지만 말고 싫으면 싫다고 말하자. 내 의견을 듣지 않으려는 사람과는 더 이상 대화하지 말고 일단 후퇴하는 여유를 가져본다. 결정을 못 내리는 우유부단한 상대방이 있다면 상사 또는 결정권자를 만나겠다는 단호한 태도를 취하자.

당신을 이용하려는 사람에게는 냉정한 태도를 취하고, 자신을 강한 사람으로 여기고 당당히 말하라.

물론 언제나 명심해야 할 것은 신뢰를 바탕으로 한 협업, 소통과 연민과 공감이다. 우리는 항상 인간적인 언어를 사용해야 한다는 점을 잊지 말자.

스스로에게 책임을 진다는 것

사람이 자기 스스로에게 책임을 진다는 것은 자기 자신을 인정하고 받아들이는 행위를 포함한다. 신념, 감정, 의지, 살아가는 총체적 방법 등이 이에 들어간다. 이것은 타인과 자신을 구분 짓는 능력과 용기를 뜻한다. 이것은 또 다른 면에서 갈등을 회피하지 않는 강함을 뜻한다.

- 페터 비에리의 『삶의 격』에서

17년 전 신혼여행지에서 모처럼 나에게 몰두하면서 나를 돌볼 수 있는 시간을 가졌다. 무언가를 이루는 것에 항상 행복을 느꼈는데 나를 위로하고 배려하는 시간을 가져보니 이런 여유로운 시간이 참으로 행복했다. 나를 돌아보려고 하시 않는 사람은 결코 아무것도 이해하지 못하며, 자기만족조차 얻지 못하는 공허한 삶을 살게 된다. 바쁜 일상생활에서 잠시 멈춰 서서 자신의 내면을 살피고 그속에서 무슨 일이 일어나고 있는지 어렴풋이나마 깨달을 때 후회 없는 삶을 살 수 있다.

항상 나를 미운 오리새끼로 생각했다. 그런데 다르다는 것이 미운 것은 아니다. 어쩌면 나는 항상 스스로를 증명해 보이는 것에 많은 에너지를 써왔던 것 같다. 하지만 미운 오리새끼와 다른 점은 적어도 남의 기준에 맞춰 살고 싶지 않은 스스로의 간절함이다.

   남의 눈에 내가 아름답고 멋있게 보이기 위해, 그 성취를 위해 그 고난과 역경을 견뎌오지는 않았다. 남에게 인정받기 위해 떠난 여행은 끝이 없기 때문이다. 누구도 나에 대해 나만큼 고민해주지 않는다. 누군가에게 휘둘리는 삶은 무책임하게 나의 존엄성을 그들에게 심판해달라는 것과 마찬가지다. 끝까지 나의 눈으로 나를 보아야 한다. 미켈란젤로처럼.

   그는 그토록 하고 싶은 조각을 포기하고 어쩔 수 없이 시스티나 소성당의 프레스코 천장 벽화를 그렸다. 하고 싶은 일을 잘하는 것도 힘들지만 하고 싶지 않은 일을 완벽하게 하는 것이 더 힘들다. 아무도 알아주지 않는데 왜 그리 열심히 하냐는 질문에 그는 답했다.

   "내가 보고 있다. 나에게 끝까지 당당하고 부끄럽지 않기 위해 끝까지 완성하겠다."

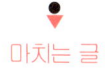

마치는 글

    나는 환자들에게 각자 삶의 여정에서 꽁꽁 숨겨놓았던 소중한 고백을 듣는다. 가슴속 응어리를 풀어놓는 그들에게 나는 특별함을 느낀다. 돌이켜보면 의사가 된 후 너무 바쁜 일상생활에 지쳐 환자를 살아있는 사람보다는 진단 자체로 대하는 경우가 많았다. 환자와 가족의 삶에는 일생일대의 중대한 사건을 그저 사실에 입각한 태도로 무덤덤하게 통보한 적도 있다. 어쩌면 삶의 굴곡진 골짜기의 가장 깊은 곳에서 상처와 질병이 그들의 인생을 어떻게 파괴하는지, 그리고 사람이 사람에게 얼마나 고통을 가할 수 있는지 보는 것이 힘들게 느껴졌기 때문일지도 모른다. 가능하면 감정 이입을 하지 않으려고 노력했다.

    그런데 차츰 나이가 들면서 환자들에게 심장으로 공감하며 친구가 되고 있는 나를 발견하게 된다. 오랜 시간 함께 나이 들어가며 내 컨디션을 챙기는 그들에게 나 또한 치유를 받고 있다. 무엇보다 지극히 연약해 보이는 사람들이 이유를 설명할 수 없는 힘든 상황에서 상상할 수도 없는 강인함으로 삶의 해결책을 찾아가는 과정을 지켜보며 가슴 뭉클한 감동을 선물받는다.

진료실을 찾는 환자에게는 저마다의 이야기가 있다. 어떻게 아프기 시작했는지부터 시작해, 병을 짊어지게 된 삶의 문제, 더 나아진 현실을 살고자 하는 갈망으로 환자의 이야기는 계속 이어진다. 나는 의사로서 그들의 이야기에 귀 기울였고 점점 심장으로 공감하게 되었다. 그러다 보니 '어떻게 치료할 수 있을까?'에서 '어떻게 도울 수 있을까?'로 생각이 바뀌었다.

뇌가 아닌 심장으로 진료를 하게 되니, 스트레스와 고통으로 심장병이 생긴 이들의 삶이 나를 울렸다. 저마다의 이야기에서 다양한 인생을 배우지만, 신기하게도 같은 병을 가진 사람들의 공통된 성격 유형에 놀라기도 한다. 머리가 아닌 심장으로 다가가면 같으면서도 다양한 삶의 유형이 한결 선명하게 보인다. 마치 병의 종류는 비슷해도 증상은 개별적인 것처럼 다채롭기만 하다.

　우리 중에 아무도 완벽한 삶을 타고 나는 사람은 없다. 그리고 그 누구도 현실의 고통을 피해갈 수 없다. 하지만 사람과 사람의 심장이 연결되어 만들어내는 아름다운 감동 또한 피할 수 없을 것이다.

　같은 병으로 나를 찾는 다양한 사람들에게서 병이 아닌 각자의 이야기를 듣기 시작하니 진짜 문제가 보였다. 병원에 오기까지 그들이 느꼈을 마음이 가늠되었고, 나는 더 도움이 될 답변을 찾기 시작했다. 그들이 가는 힘한 삶의 길에서 덜 아픈 길로 갈 수 있는 안내자가 될 수 있다면 좋겠다.

KI신서 8103

내 심장 사용법

1판 1쇄 인쇄 2019년 3월 25일
1판 1쇄 발행 2019년 4월 8일

지은이 조경임
펴낸이 김영곤 박선영
펴낸곳 ㈜북이십일 21세기북스

출판사업본부장 정지은
실용출판팀장 김수연 **실용출판팀** 이지연 이보람
디자인 박선향
마케팅본부장 이은정
마케팅1팀 나은경 박화인 한경화 **마케팅2팀** 배상현 김윤희 이현진
마케팅3팀 한충희 김수현 최명열 윤승환 **마케팅4팀** 왕인정 김보희 정유진
홍보기획팀 이혜연 최수아 문소라 박혜림 전효은 염진아 김선아 양다솔
제작팀 이영민 권경민

출판등록 2000년 5월 6일 제406-2003-061호
주소 (10881) 경기도 파주시 회동길 201 (문발동)
대표전화 031-955-2100 **팩스** 031-955-2151 **이메일** book21@book21.co.kr

㈜북이십일 경계를 허무는 콘텐츠 리더

21세기북스 채널에서 도서 정보와 다양한 영상자료, 이벤트를 만나세요!
장강명, 요조가 진행하는 팟캐스트 말랑한 책 수다 〈책, 이게뭐라고〉
페이스북 facebook.com/21cbooks **포스트** post.naver.com/book_21
인스타그램 instagram.com/book_twentyone **홈페이지** www.book21.com
서울대 가지 않아도 들을 수 있는 명강의! 〈서가명강〉
네이버 오디오클립, 팟빵, 팟캐스트에서 '서가명강'을 검색해보세요!

ⓒ 조경임, 2019
ISBN 978-89-509-8060-3 13510

책값은 뒤표지에 있습니다.
이 책 내용의 일부 또는 전부를 재사용하려면 반드시 ㈜북이십일의 동의를 얻어야 합니다.
잘못 만들어진 책은 구입하신 서점에서 교환해 드립니다.